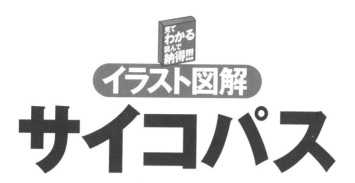

見て
わかる
読んで
納得!!!

イラスト図解
サイコパス

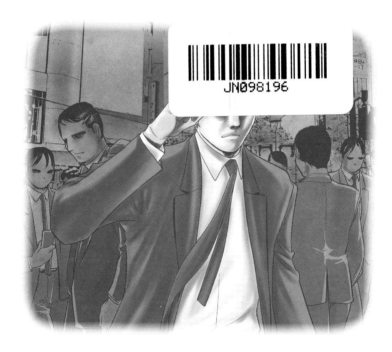

精神科医
監修◎ ゆうきゆう

東
日 院
書

はじめに

　こんにちは。精神科医をしております、ゆうきゆうです。

　さて「サイコパス」というと、あなたはどんな人物を思い描きますでしょうか。

「連続殺人鬼みたいな人だよね…？」

「平気で人を殺しちゃう人でしょ？」

「どこかにはいるかもしれないけど、私には無縁だな」

「そんな人、テレビや映画の中にいるだけでしょ？　実生活で見たことない！」

　そんな風に思う人が大半ではないでしょうか。

　しかし、果たしてそうなのでしょうか。

　もしそういう人たちが、実は形を変えて、あなたの身近に、潜んでいるとしたら…？

　そしてあなたの気づいていないところで、あなたに害を与える行動をしているとしたら…？

　この本では、そんな恐るべき、サイコパスの実態について迫ろうと思います。

　ちなみによく「サイコパスの人に会わないためには、どうしたらいいんですか？」というご質問をいただきます。

　サイコパスの人の手がかりについては、この本の中でも説明していま

す。ただ当然ですが、「ネガティブな目に遭うまでぜんぜん分からなかった」、「普段は普通に見えたから気づかなかった」ということだってあるはずです。

　よってまずできるアドバイスとしては、「日常的に多くの人と知り合う人は、『その中に一定数サイコパスの人もいる』と肝に銘じて気をつけること」。これが非常にシンプルかつ王道のアドバイスではないかと思います。

　そういう意味では、家に引きこもって、誰とも会わなければ、サイコパスの人と知り合う機会もありません。完全に安全です。それでもネットで知り合ってしまう可能性もありますが、リアルに会わなければそこまで危険ではないでしょう。

　ただ、これは確かに安全ではあるのですが、もちろんあなたの人生としては、ハリもなくつまらないものになってしまう可能性もあります。

　大切なのは、サイコパスの人について恐れすぎず、多くの人と接すること。とはいえ、なるべく対処ができるように、たくさんの知識をつけて、防御できるようにしておくこと。

　これこそが、現代に生きる私たちの、ベストな対策なのではないかと思います。

　それでは、ごゆっくりお楽しみください。

2020 年吉日
精神科医・作家・マンガ原作者
ゆうきゆう

contents

第2章
脳神経科学から見た
サイコパス

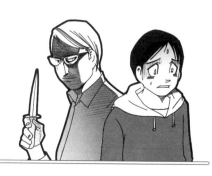

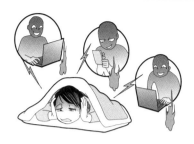

contents

第**5**章
サイコパスを見抜く

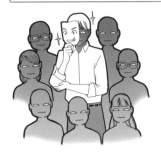

第 6 章

成功者サイコパスから学ぶこと

contents

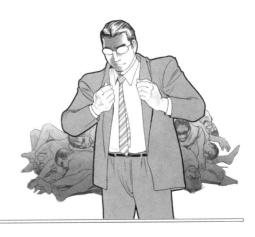

第8章

犯罪者サイコパス

序

「サイコパス」
とは?

サイコパシーという言葉から生まれたサイコパスの定義、
サイコパシー尺度を診断する
「サイコパシー・チェックリスト」などについて探る。

反社会性パーソナリティ障害

「サイコパシー＝精神病質」が語源

　一般的に使われている「サイコパス」という言葉は、「サイコパシー（psychopathy）＝精神病質」という英語が語源となっている。

　「精神病質」とは、**社会的な規範から性格が逸脱し、そのために社会で問題を起こしたりすることがある反社会的人格の一種**。その精神病質的特徴の持ち主を、通俗的に「サイコパス」と呼ぶことが多い。

精神医学では「サイコパス」と呼ばない

　これほど流布している「サイコパス」という言葉だが、精神医学の分野では用いられておらず、アメリカ精神医学会が発行している『精神障害の診断および統計マニュアル 第3版』（1980年）では、「サイコパス」という用語は削除されて「反社会性パーソナリティ障害」という用語に置き換えられている。

　『精神障害の診断と統計マニュアル（DSM）』や『疾病及び関連保健問題の国際統計分類（ICD）』では、「反社会性パーソナリティ障害」の診断基準が定義されており、それを用いて診断が行われる。**「反社会性パーソナリティ障害」の特徴としては、良心や罪悪感の欠如、極端な冷淡さ、共感性の欠如、病的な虚言、自己中心的などが挙げられる。**しかし「反社会性パーソナリティ障害」と診断されても、大部分の人々は普通の日常生活を営んでおり、凶悪な犯罪や反社会的な暴力行動にいたる患者は一部である。一般的な人口における「反社会性パーソナリティ障害」の有病率は、DSMの診断基準による調査では、男性3％、女性1％とされている。精神医学、脳神経学、犯罪心理学における「サイコパス」の概念の変遷と研究については、次章以降で紹介する。

「反社会性パーソナリティ障害」の 診断基準（DSM-5）

A 他人の権利を無視し侵害する広範な様式で、15歳以上で 起こっており、以下のうち3つ（またはそれ以上）によって 示される。

　1 法に従わず社会的規範に適合しない。逮捕を繰り返す。
　2 繰り返し嘘をつく虚偽性。偽名を使う、
　　自分の利益や快楽のために人をだます。
　3 衝動的で、将来の計画性がない。
　4 いらだたしさや攻撃性。
　5 自分や他人の安全を考えない無謀さ。
　6 無責任。仕事を続けられない、経済的な義務を果たさない。
　7 良心の呵責（かしゃく）の欠如。他人を傷つける、いじめる、
　　他人のものを盗む行為を正当化する。

B 少なくとも18歳以上である。

C 15歳以前に発症した素行症（規則や他者の権利を侵す反 社会的な行動）がある。

D 反社会的な行為が起こるのは、統合失調症（幻覚、妄想、 異常行動など多岐にわたる精神障害）や双極性障害（抑う つと躁状態が交互に現れる）の経過中だけではない。

※『DSM-5　精神疾患の診断・統計マニュアル』（医学書院）より改変

診断基準A、B、C、D
すべてを確認する必要が
あるため、精神科医など
の専門家の診断が必須

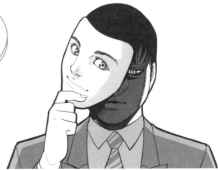

サイコ、サイコパス、ソシオパスの違い

「サイコ」はヒッチコック映画から広まる

　「サイコ」という呼び方は、アルフレッド・ヒッチコック監督による古典的サスペンス映画『サイコ』から広まった。この映画は、実在した猟奇殺人犯エド・ゲインを題材にしたロバート・ブロックによる小説『サイコ』が原作となっているが、小説と映画の主人公は多重人格で妄想性障害とも思える精神疾患者として描かれており、実際のサイコパスとは性質が異なる。

　実際にモデルとなったエド・ゲインは、性的に厳格な母親に虐待ともいえる環境で育てられた。埋葬されたばかりの女性の死体を掘り返したり殺人を犯したりして、人体の解体・加工、カニバリズム（人肉嗜食）などの性的執着行為を行った。裁判では慢性的な精神障害（性的サイコパス）と診断され、精神病院に収監されて、そこで亡くなった。

疑似概念「ソシオパス（社会病質者）」

　「ソシオパス（社会病質者）」は、「サイコパス（精神病質者）」と同様に「反社会性パーソナリティ障害」の一種である。「ソシオパス」も「サイコパス」も、マスメディアでよく使われている言葉だが、医学用語ではない。

　「反社会性パーソナリティ障害」は、他者の感情に共感することなく、常に嘘をついて他者をだまそうとし、そのことに良心の呵責や罪悪感を感じることがない。医学的に明確な定義はないが、「ソシオパス」は劣悪な家庭環境や虐待によって受けたトラウマなどによる後天性の疾患で、「サイコパス」は遺伝や生物学的な先天性の疾患であるというのが定説となっている。

サイコパスと勘違いしがちな
用語のルーツ

映画『サイコ』の主人公は、サイコパスではない

映画『サイコ』(1960年) は、モーテ
ルを営む青年ノーマンが、モーテル
の女性宿泊客を殺害するという猟奇
殺人事件。ノーマンは、自分が殺害
した母親の人格と、本来の人格を行
き来する多重人格者である。

一般的に人が「あいつはサイコだ!」
と呼ぶとき、サイコ＝精神疾患また
は多重人格を指していることが多い
が、元はこの映画から広まった。

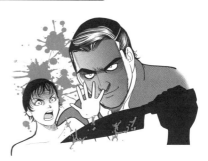

後天性「ソシオパス」vs先天性「サイコパス」

ソシオパスの特徴
・衝動的
・行動に一貫性がない
・他者と心が通じ合わない
・家族や会社など、長期的な関係性を保てない
・一部個人や集団に愛着を感じる場合もある

サイコパスの特徴
・緻密
・リスクを最小限に抑える
・他者と心が通じ合わない
・人を操るのに長けている
・表面的に魅力的、高学歴
・家族やパートナーがいる場合もある

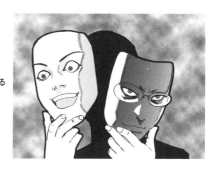

凶悪犯罪者だけが
サイコパスではない

映画やドラマでの「サイコパス」ブーム

　ヒッチコックの『サイコ』以降、映画やドラマのキャラクターとして
登場する「サイコパス」は、「反社会的パーソナリティー障害」だけで
なく、妄想性障害や多重人格障害など、特徴的な障害やさまざまなシリ
アルキラーの犯罪歴を寄せ集めて際だったかたちで、刺激的で魅力的に
造形されていることが多い。

　フィクションの世界では、衝撃的なほど注目を浴びるため、これらの
犯罪者キャラクターだけを見て、「サイコパス」とはこういうものだと
理解するのは非常に危険である。

身近にも「成功者サイコパス」が存在する

　本当の「サイコパス」は、必ずしも猟奇殺人犯だけではない。人口比
から考えると、社会に占める割合はかなり低いが、**実は身近な社会の中
にも「サイコパス」は存在**している。

　彼らは、その特徴を活かして社会的に成功してることも多い。外見は
魅力的で社交的、多くの人々に愛されていてリーダー的役割や、グルー
プの中心にいる場合も多い。実際の犯罪には手を染めていないが、人の
心を操り、平気で傷つけて、さまざまな弊害をまわりの人に与える。そ
うした身近なサイコパスは、あなたの隣にいるかもしれない。

　また、ヒーローやヒロインとして尊敬を受けている人々が、実は恐れ
を感じない「サイコパス」の特徴を活かして、社会の役に立っているこ
ともある。「サイコパス」とは、良くも悪くも、人間の深淵な心理世界
を体現している人々なのかもしれないのだ。本書では、この不思議な
「サイコパス」と呼ばれる人々についてさまざまな面から考察していく。

映画やドラマに登場する
「サイコパス」

映画『羊たちの沈黙』『アメリカン・サイコ』
『セブン』など、名だたるサイコパスキャラクターは、
フィクションとしてつくりだされたもの

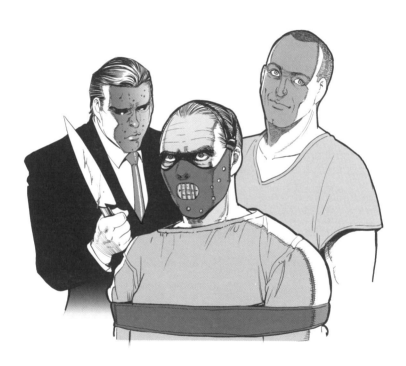

残忍、冷酷、偏執狂的、
かつ高学歴で知識と魅力を備えた、
わかりやすいキャラクター群は、
フィクションである

サイコパシー・チェックリスト（PCL-R）

犯罪心理学者ロバート・ヘアが発案

　犯罪心理学者ロバート・D・ヘアによって、犯罪心理学の面から考えられた「サイコパシー・チェック・リスト」は、サイコパシーの尺度として現在非常に有名である。

　これは、チェックリストの各項目を0～2点で採点し、合計40点中30点を超えると「サイコパス」、20点未満であれば「サイコパスではない」と診断される。

　このチェックリストは、訓練された専門家による臨床的診断が必須とされており、このリストのみを自己採点して、自分が「サイコパス」かどうかを診断するセルフチェックリストではない。

　しかしどのような項目が「サイコパス」として際だった兆候なのかがよくわかるため、右ページに改訂版（PCL-R）のリストを挙げておく。

「多種多様な犯罪歴」は必須条件ではない

　ヘアが作成した「サイコパシー・チェック・リスト」は、改訂版を経てブラッシュアップされているが、20番目の「多種多様な犯罪歴」という項目は、社会で成功したり犯罪者ではなかったりする「サイコパス」には該当しないため、最近では必須条件とはなっていない。

　「サイコパス」研究は、さまざまな分野で取り扱われているが、「これがそうだ！」という確定した病理として発表されているものが、まだ存在しない。

　精神医学や犯罪心理学における、これら尺度や臨床によるタイプやモデル分類が、「サイコパス」の理解を深める手がかりとなっている。

Psychopathy Checklist, Revised（PCL-R）

1	口達者／表面的な魅力	☐
2	誇大的な自己価値観	☐
3	刺激を求める／退屈しやすい	☐
4	病的な虚言	☐
5	偽りだます傾向／操作的（人を操る）	☐
6	良心の呵責・罪悪感の欠如	☐
7	浅薄な感情	☐
8	冷淡で共感性の欠如	☐
9	寄生的生活様式	☐
10	行動のコントロールができない	☐
11	放逸な性行動	☐
12	幼少期の問題行動	☐
13	現実的・長期的な目標の欠如	☐
14	衝動的	☐
15	無責任	☐
16	自分の行動に対して責任が取れない	☐
17	数多くの婚姻関係	☐
18	少年非行	☐
19	仮釈放の取消	☐
20	多種多様な犯罪歴	☐

（犯罪心理学者ロバート・D・ヘアによる）

上記チェックリストは、訓練された専門家による臨床診断が必要！

つまりサイコパスとは?

「サイコパス」はどのような存在なのか

現在さまざまな分野で「サイコパス」の研究が進んでいる。

これまで犯罪者として一括りにされてきた「サイコパス」だが、実は社会に貢献する「成功したサイコパス」もいるし、身のまわりの人々を「翻弄するサイコパス」もいる。

つまり「サイコパス」とは、普通の人と変わらず我々の社会に存在するのだ。

ここでは具体的な事例や研究を概観しながら、その多様性を理解し、「サイコパス」が我々の社会でどのような存在なのかを考えていきたい。実際、「サイコパス」は病気なのか、そしてそれは治せるものなのか？　なぜ存在するのか？

ひとつひとつの疑問に対して検討していきたい。

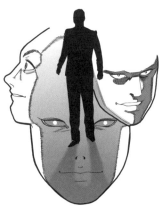

Psychopath TRIVIA

サイコパス研究者がサイコパスだった!?

神経科学者であるジェームス・ファロンは、サイコパスの脳スキャン画像を研究しているうちに、自分自身の脳スキャン画像が、サイコパスの典型的なものと一致することに気づく。さらに母親に聞くと、家系的に殺人者が数多く存在したという衝撃的な事実にも直面する。彼はその後も研究を続け、サイコパスの3つの要因となる「三脚スツール」理論を発見した (P.52)。

人間の精神病質の不思議を考える

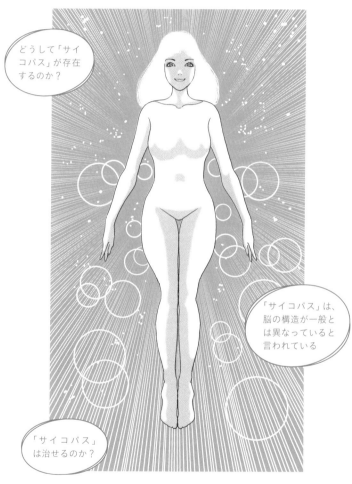

どうして「サイコパス」が存在するのか？

「サイコパス」は、脳の構造が一般とは異なっていると言われている

「サイコパス」は治せるのか？

さまざまな疑問を考えていこう！

サイコパスが疑われる歴史上の人物

ローマの悪名高き皇帝
カリギュラ

　ローマ帝国は数々の残忍な皇帝を輩出した。第3代皇帝カリギュラは、中でもサイコパスが強く疑われる暴君だ。父を殺され兄弟を追放され、捕虜として捕らわれていた幼少時代は仇である前帝の庇護の元に暮らした。親兄弟が殺害・追放・軟禁される中、カリギュラだけは従順な態度で前帝を欺いたというのもサイコパスらしい。

　第3代皇帝となり大病を患った後から、カリギュラの異常性が発揮される。虐殺はもちろん、近親相姦、自らを神と崇拝する神殿を建立、哲学者セネカがすぐれた弁論を披露しただけで死を命じるなど、暴君ぶりは枚挙にいとまがない。中でもサイコパスを痛感させるのは、カリギュラが処刑した息子と父の話だ。無実の騎士を処刑後、その父を宴席に招き、何度も祝杯を飲ませて、彼がカリギュラに怒りを示さないどうかを楽しむように責め苛んだという。病気故の狂気という説もあるが、その残虐性については、どの文献も皆一致している。

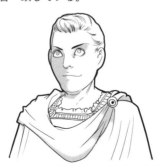

1

精神医学から見た
サイコパス
研究の歴史

すでに、18世紀から19世紀にかけて、
サイコパスは発見されていた？
精神医学の歴史と共に、サイコパス研究の歴史を紐解く。

初めて記述された
サイコパスの症状

せん妄なき狂気──
フィリップ・ピネル

閉鎖病棟から鎖につながれた患者を開放

　フランス精神医学の創始者フィリップ・ピネルは、18世紀から19世紀にかけて活躍した。当時のフランスでは、精神障害者は「獣にも等しいもの」として、裸同然の姿で鎖につないで閉鎖病棟に収監していた。ピネルは、これら患者を人間として人道的に取り扱って鉄の鎖から解き放ち、開放病棟で治療するという画期的で人道的な改革を推進した。

「せん妄なき狂気」の発見

　ピネルは、精神病の症状を「メランコリー」「痴呆（思考の消滅）」「白痴（知的、情動的能力の消滅）」「せん妄のある狂気（躁病的狂気）」「せん妄のない狂気（情動的能力の減退）」の5つに分類した。

　「せん妄のない狂気」の例として挙げられた患者はどれも、現在サイコパスとして知られている行動や症状ばかりだ。

　分別もあり理性に満ちた会話ができたある患者は、突如興奮状態に陥ってまわりの人々に分別なく切りつけた。甘やかされて育ったある男性患者は、犬、牛、馬、どんな動物に対しても忌々しく感じると、たちどころに殺し、自分を罵倒した女性さえも井戸の中へ放り込んでしまった。こうした患者たちは、知性や判断力には問題がなく、せん妄の気配さえないのに、激しい衝動的な攻撃性で、良心の呵責も動機さえなく軽々と殺人を犯してしまうのだった。それまでは、幻覚や錯覚などのせん妄によって狂気にいたると思われていたが、まったくせん妄症状なしに異常な行動をとる精神病患者が存在するということが明らかにされた。

　ピネルによる分類は、サイコパスに相当する症状が初めて精神医学で記述されたものとして有名である。

近代精神医学の創始者ピネルが
成し遂げたこと

患者を鎖から解き人道的な治療改革を行ったピネル

閉鎖病棟に閉じ込められた患者を、鎖から解放するピネル。ピネルに人道的治療を示唆し、実際に患者を解放したのは、精神障害者の施設で管理人をしていたジャン=バチスト・ピュッサンだとも言われているが、同時期に治療改革を行ったピネルの功績は高く評価されている。

サイコパスの発見──「せん妄なき狂気」

知性を持ち、良心の呵責や特別な動機すらなく、突然殺人などの凶暴な行動を起こす精神疾患。ピネルは、これを犯罪ではなく病いとした。

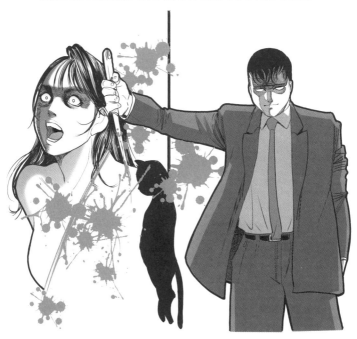

19世紀、精神医学の広がりからサイコパスの概念が定義される

背徳症の概念から サイコパス的障害へ

プリチャードによる「背徳症」の概念

　イギリスの精神科医ジェイムズ・コウルズ・プリチャードは、著書『狂人論』（1835年）の中で、精神障害を「道徳的障害（背徳症）」と「知的障害」の2つに大別した。**背徳症とは、幻想、妄想、知能低下を伴わず、知性や思考には何の問題もないが、反社会的で病的な逸脱がある症状のこと**を指す。

　実際、1881年に米国で起こった第20代大統領ガーフィールド暗殺事件の暗殺犯チャールズ・J・ギトーの裁判では、医師が「ギトーは背徳症である」と主張するなど、容疑者の精神異常性が問われた。

コッホによる「サイコパス的障害」の定義

　1888年、ドイツの精神科医ユリウス・A・コッホは、良心が欠落した反社会性の人格を**「サイコパス的障害」**と定義した。コッホは、自己中心性、思慮のない衝動性、反社会的な犯罪性、他者への共感の欠如、反省や良心の不足という「サイコパス的障害」の特徴を挙げた。これは今日の「反社会性パーソナリティ障害」とほぼ同じである。

　その後、ドイツの精神科医エミール・クレペリンは、サイコパスを「精神病質的人格」という概念で定義した。**「精神病質的人格」**は、衝動性、虚言癖、犯罪性などを特徴とし、精神病とは一線を画するものだと考えた。

　「統合失調症」の診断基準を定めたクルト・シュナイダーは、「統合失調症」と「精神病質的人格」とは別のものとして完全に分離。社会の規範から逸脱した精神病質者を異常人格と規定し、心理学的な性格指標によって**「精神病質的人格」を10のタイプに分類**した。

近代になって
サイコパスが定義される

大統領暗殺犯ギトーは、ストーカーで背徳症!?

1881年にガーフィールド大統領が当選したのは、自分が執筆した応援演説のおかげだと信じて疑わないチャールズ・J・ギトーは、ストーカー並みに大統領をつけ回して要職を要求した。しかし相手にされなかったため、大統領を銃撃。

裁判では、医師によって「背徳症」と鑑定されるが、絞首刑が求刑された。法廷では、ギトー自らが弁護士となって叙事詩を陳述したり、法廷で判事らに悪罵を浴びせるなどの奇行の限りを尽くして注目を浴びた。処刑台でも、オーケストラの演奏のもと、自作の詩を詠唱してから絞首刑とされることを望んだという、希代の劇場型サイコパスぶりであった。

シュナイダーによる精神病質的人格の10タイプ

1	意志薄弱な人(自発性を欠く)
2	気分が高ぶりがちな人(活動的で社会に適応していながら、自制心の欠如により暴力などの問題行動がある)
3	爆発する人(興奮しやすく暴力的)
4	自己顕示欲が強い人(自分を実際より誇大化する)
5	人間性が欠落している人(良心や同情心が欠如)
6	狂信的な人(特定の観念に固執している)
7	情緒が欠けている人(理由なく不機嫌、抑うつになる)
8	自信がない人(周囲の評価に過敏で被害妄想が強い)
9	抑うつ状態の人(悲観的で厭世的)
10	無気力な人(常に無気力で体調不良)

体格で気質は決まる!? 三大気質類型論

クレッチマーによる三大気質の類型論

その後も、医学者によるパーソナリティーを理解するための研究は続けられた。19世紀末から20世紀にかけて活動したドイツの精神医学者エルンスト・クレッチマーは、**パーソナリティーの中心にあるものは気質（生物学的基礎に基づいた人格の側面）であり、体格と関連付けることができるとした三大気質の類型論**を提唱。8,000を超える症例から、パーソナリティの中心を成す気質と体型を関連付けて、典型的な3つの類型に分類した。また三大気質は、精神病質にも関連付けることができ、精神病にいたる前段階として精神病質の状態があると位置付けた。

①循環気質：肥満型：躁うつ病（双極性障害）
- ・高揚タイプ（陽気で活発）
- ・執着タイプ（完全主義で努力家）

②粘着気質：筋骨型：てんかん
- ・率直タイプ（率直で注目を浴びる）
- ・緩慢タイプ（堅実で信頼度が高い）

③分裂気質：細長型：分裂気質（統合失調症）
- ・敏感タイプ（まじめで繊細）
- ・独自タイプ（やる気があるチャレンジャー）

精神病質は、精神病にいたる中間に位置する

クレッチマーは、体型と気質の類型に加え、精神病質と精神病との関係についても考察している。各気質が何らかの理由で変化して精神病にいたるとし、精神病質は、正常と精神病との間に位置するものだというのがクレッチマーの論であった。

クレッチマーの類型論

三大気質の類型

クレッチマーは気質と体格を関連付けた

循環気質・肥満型 躁うつ病	粘着気質・筋骨型 てんかん	分裂気質・細長型 分裂気質

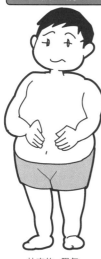 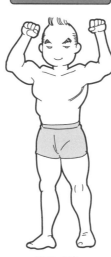 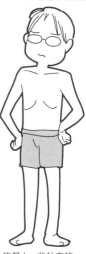

社交的、陽気、　　　　　頑固、堅実、　　　　　物静か、非社交的、
完全主義、気分屋　　　　時々爆発的に興奮する　まじめ、チャレンジャー

正常から精神病にいたる連続モデル

正常な状態から精神病にいたるまでには、精神病質が中間に位置する

一般気質 **精神病質** 精神病になる手前 精神病

気質によって、犯罪や精神病タイプも異なるというのがクレッチマーの論

サイコパスの
16項目の特徴

クレックレーの「正気の仮面」

正気の仮面の下にあるもの

　米国の精神科医ハーヴェイ・M・クレックレーは、1941年に『正気の仮面（Mask of Insanity）』という著書を出版した。クレックレーは、この著書で初めて一般の人々が明確にわかるかたちで、サイコパスに関する細かな特徴を定義した。「**正気の仮面」とは、表向きは正気に見えるのに、その仮面の裏では、感情を持たず、特異な反社会的行動をとる人々のことを指す。**クレックレーは、精神医療施設での勤務から、正常な理性の持ち主のように振る舞うのに、他人に共感することなく、嘘をつき、他の入院患者や職員までを魅了してコントロールする特異な患者を発見した。本書では、それらの症状をはっきりとサイコパスと呼んでいる。

サイコパスの16項目の特徴

　クレックレーは、**精神病質的人格の特徴16項目**を挙げて、サイコパスのモンタージュをつくることに成功した。知的で表面的には魅力的だが、しかし人に対して罪悪感や良心を持つことなく、他人を欺いて利用し、常に支配下に置こうとする特異な精神病質的人格である。「美しさ、醜さ、善、悪、愛、恐怖、ユーモア、どれをとっても意味はなく、サイコパスの心を動かす力はない」というサイコパスの描写は、現在我々がよく知るサイコパスのイメージに非常に近い。

　さらにクレックレーは、回転の速い頭脳を持ち、人を魅了する話しぶりや行動、並外れた魅力を備えているという、**成功したサイコパスに際だっている一面もを描き出してみせた**。この本は、米国精神医学界に大きな影響を与え、以後「サイコパス」という言葉が広まった。

クレックレーの「正気の仮面」

1	表面的な魅力と高い知性	☐
2	妄想や合理的な思考の欠如	☐
3	神経症的な兆候がない	☐
4	信用できない	☐
5	不誠実さと不正直さ	☐
6	後悔や恥という情動の欠如	☐
7	不適切に動機づけられた反社会的行動	☐
8	貧弱な判断力、経験から学ばない	☐
9	病的な洞察力の欠如	☐
10	全般的な感情反応の乏しさ	☐
11	特殊な洞察力の欠如	☐
12	対人関係における鈍感さ	☐
13	アルコールの有無に関わらず空想的で不快な言動	☐
14	自殺志向はあるが成し遂げたことはない	☐
15	個人的な感情のない、不真面目で乏しい関係性の性生活	☐
16	ライフプランの欠如	☐

※日本心理臨床学会編『心理臨床学事典』「サイコパス」より改変

クレックレーの経験に基づいたサイコパスの特徴付け

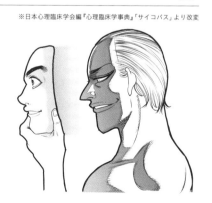

性格の5因子モデルとサイコパス

ビッグファイブで測るサイコパスの特徴

人格は、5因子モデルで定義できる

20世紀初頭、アメリカの心理学者ゴードン・オールポートが、いくつかの特性が基本要素となって性格が構成されているという「特性論」を提唱。オールポートは、辞書にある性格に関連する用語1万8,000語を拾い出してから最終的に4,500語に絞り、性格の構成要素を洗い出すリストを作成した。その後、1946年に心理学者レイモンド・キャッテルが、オールポートの4,500語の用語リストを元に用語を絞り込み、性格の評価尺度試験を行って、精度を高め、16の主要因子モデルを作成した。その後数々の専門家が因子モデルを改良して、現在の5因子モデルを構築した。現在では、**5つの主要な因子—開放性、誠実性、外向性、協調性、神経症的傾向—を基本として、私たちの性格特性が定義づけられる**と考えられている。5因子モデルは「ビッグファイブ」とも呼ばれ、各5因子の特性をさらに細かく設定して、心理学の性格検査などにも用いられている。

5因子モデルに見るサイコパスの人格

心理学者ドナルド・ライナムは、サイコパシーの世界的権威の心理学者たちに、5因子モデルを構成する30の特性について採点を行ってもらい、サイコパス独特の性格的特性を探る研究を行った。

サイコパスの採点結果は、協調性は全般的に低く、誠実性については、義理堅さなどの点で低い数値となった一方で、有能さの点数は高い。神経症的傾向では、不安は低く、衝動性の点数は突出して高い。サイコパス独特の性格は、魅力的で有能、冷静でいながら衝動的にどんな行動を起こすのか予測不可能なものとして浮き彫りにされている。

性格を構成する５つの構成要素で測る

性格の５因子モデル（BIG FIVE）

性格は、５因子の配下にさらに細かな特性が設定されて、
これら因子が複雑に絡み合って構成されている。

開放性

空想的←→現実的
変化←→慣例

神経症的傾向

不安定←→安定
心配性←→冷静

性格

誠実性

几帳面←→ずさん
自制←→軽率

協調性

優しい←→冷たい
協力的←→非協力的

外向性

社交家←→引っ込み思案
情が深い←→よそよそしい

サイコパスの５因子モデルによる採点

魅力的でひたむき、冷酷で衝動的
という、一見相容れない性格的特
性が共存しているのが、サイコパ
スの性格の特徴だ。

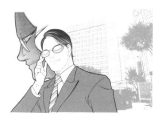

殺しのライセンスを持ったヒーロー サイコパスの特徴

ハンニバルより007の方がサイコパス?

「ジェームズ・ボンドとは何者か?」

　心理学者のピーター・ジョナソンは、2010年に同僚と共に「ジェームズ・ボンドとは何者か―闇の三位一体と諜報員的社交スタイル」と題した論文を発表した。

　小説と映画のヒーローである英国諜報員ジェームズ・ボンドに代表される3つの人格的特徴―ナルシシズム（うぬぼれの強さ）、マキャベリズム（支配欲と不実さ）、サイコパス（非情さや衝動性）―を「闇の三位一体」と呼び、これらを備えた男性が社会で成功を収めることができると定義づけた。実際ジェームズ・ボンド像は、協調性に欠けて、きわめて社交的で新しもの好き、会った人々（特に女性）を即座に魅了し不特定多数と性的な関係を結び、非情に人を殺すことも厭わず、それに対する良心の呵責すらない。ボンドに代表される「闇の三位一体」的特徴は、女性に対して優位に働き遺伝子の生存可能性を増大させ、社会的にも成功を収める結果になると、ジョナソンらは結論づけた。

「闇の三位一体」と生存戦略の関連性

　ジョナソンらの研究では、大学生200人を対象に「闇の三位一体」の有無と性的関係についての質問を行う人格検査を実施した。

　その研究結果によると、「闇の三位一体」の特性が高い学生ほど、性的関係の相手の数が多く、これらの特徴が社会的にも遺伝子の生存戦略的にも優位に可能性を高めていると結論づけた。

　国家の正義の下に諜報部員という殺しのライセンスを与えられれば、快楽殺人を繰り返すハンニバル・レクター博士よりも、007の方が成功者サイコパスであるということだろうか。

ジェームズ・ボンドの心理学

Narcissism
ナルシシズム

Machiavellianism
マキャベリズム

うぬぼれの強さ、人並み外れた
自己愛、過剰な自信

非道徳的な行為、手段を
選ばない、利益を優先する

闇の
三位一体

Psychopathy
サイコパス（精神病質）

恐怖心の欠如、冷徹、非情、衝動性、スリルと快楽の追求

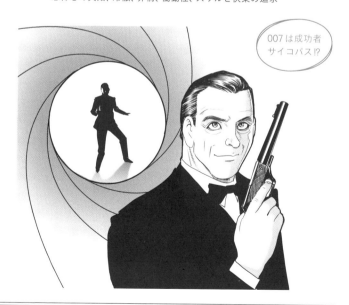

007 は成功者
サイコパス!?

サイコパスが疑われる歴史上の人物

大量小児殺人
青髯公ジル・ド・レ

　ジル・ド・レ公は、フランス百年戦争時代の軍人であり貴族。ジャンヌ・ダルクと共に戦った勇敢な軍人として知られている。ジャンヌと別れた後、領地へ戻ってからは、何百人もの少年や少女の陵辱と虐殺を繰り返した「青髯公」として知られるようになる。

　ジル・ド・レ公は、領地の子ども達を城へ召したてたりさらってきたりしては、拷問、首や四肢の切断などの残虐な行為を行った上で、少年たちを陵辱した。後に教会と宗教裁判所に逮捕されて自ら告白したところによると、殺した少年たちの頭部を並べて見比べて鑑賞し、遺体を切開して内臓を引き出すことや死んでいく様子を見ることに快感を覚えたと述べている。彼に殺された子どもの数は140人から800人に上ると推定されている。まさに現代のシリアルキラーと同様、理由のない残虐な快楽殺人犯だった。残虐な殺人鬼が登場するペローの童話『青ひげ』は、彼がモデルだとも言われている。

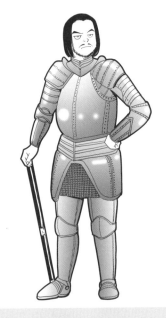

2

脳神経科学
から見た
サイコパス

脳神経科学の発達により
脳のメカニズムの研究が進むとともに、
サイコパスの脳構造についても明らかになりつつある。
サイコパスの脳には、
ある部位の活動が低いことが現在わかっている。

「ハンニバル・レクター神話」は本当?

サイコパスは IQ が高い?

サイコパスはスマートで知的?

　脳神経科学からは少し離れるが、サイコパスは高い知能を有するという、なかば都市伝説のように言われていることは事実だろうか。

　これは、1991 年に公開されたトマス・ハリスの同名小説の映画『羊たちの沈黙』に登場するキャラクター、元精神科医の凶悪殺人犯ハンニバル・レクターの並外れた頭脳と残虐性が大きな影響を与えていると思われる。いわゆる「ハンニバル・レクター神話」だ。実際サイコパスは平均より高い知能を有すると断言する研究者もいるが、**近年の研究では、サイコパスは平均より知能が劣ることがわかっている。**

精神病質的傾向が高いと IQ が低い傾向に

　サイコパスと知能の関係を研究したセントルイス大学のブライアン・バウトウェル博士によると、囚人からハイキャリアの一般人にいたるまで 9,000 人以上のサイコパスについて、187 の研究をメタ分析した結果、一般の人々に比べてサイコパスの知能が平均より高いという事実は発見されなかった。中でも**精神病質的な傾向が高いサイコパスは、IQ テストが低い傾向がある**という。

　これまでに何千人ものサイコパス犯罪者に取材してきたアイオワ州立大学のマット・デリシ教授は「彼らは、刺激を追求するのが好きで、授業に集中できないことが多く、座って本を読むことを好まず、学校でよい成績を上げることができなかった」とも語る。バウトウェル博士は、これまで治療できないとされてきたサイコパスだが、今後の研究でさらにその理解を深めていけば、治療やリハビリテーションの可能性も高まるはずだという。

科学的な見地から
検証する必要がある

サイコパスと知能レベルの関連

サイコパスと知能には関連があるが、
さまざまなバリエーションがあり、反社会的な行動にも差異がある。
また、反社会的行動をとらないサイコパスも存在する。
研究者の中には、知能レベルが反社会的行動をとる
精神病質傾向を抑制しているのではないかという仮説もある。

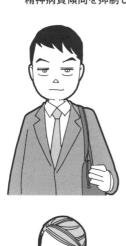

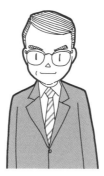

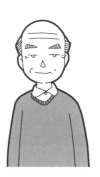

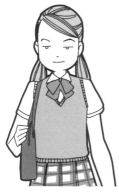

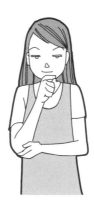

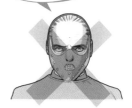

フィクションのイメージや思い込みだけで勝手な判断をしない！

脳科学の視点か
らのアプローチ

サイコパスの
脳を科学する

サイコパシーに関連する脳の領域

これまでの研究で、サイコパスは脳の奥にある帯状の**大脳辺縁系組織**が何らかの理由で活動が低下している、または十分に発達していない可能性があるとされている。

前頭前野
ほぼ前頭葉前面すべてにあたる
思考や創造性の中枢、行動や意思決定

前帯状皮質
共感、感情、意思決定、認知的コントロール

扁桃体
感覚刺激、情動反応、好き嫌いや怒りの感情

眼窩前頭皮質
報酬と罰による学習、衝動の抑制、
順応性、情動や社会的な意思決定

Psychopath TRIVIA

頭を貫いた鉄棒で、行動が変わった男

1848年、「アメリカの鉄梃事件」として有名な鉄道作業員フィネアス・ゲージの事故は、脳の損傷が人間の人格や行動に大きな影響を与えることを示す好事例として長年語り継がれてきた。鉄道作業現場の爆薬事故で、鉄の突き棒が顔の横から左目の後ろを通り抜けて頭頂へ突き抜け、一部脳がこぼれ落ちながらも生還したゲージだが、事故後の人格は、以前とは激変したと言われている。

大脳辺縁系の未発達がサイコパシーの原因？

大脳辺縁系は、各領域が連携しあって複雑な意思決定や情動の抑制などの処理を可能にしている。ニューメキシコ大学のケント・A・キール教授は、大脳辺縁系の領域が十分に発達していないことからサイコパシーが生じるという仮説を打ち立てた。サイコパスの脳の fMRI 画像を見ると、大脳辺縁系が明らかに薄く未発達であることがわかる（P.47）。

後帯状皮質
情動に関連する記憶、情動の
処理、社会的な意思決定

その他の領域

島
身体状態の認識、味覚・嗅覚・
触覚・疼痛知覚などの知覚

側頭葉極
情動と知覚を統合、社会的な
処理手続きに関わる

※ "A COGNITIVE NEUROSCIENCE PERSPECTIVE ON PSYCHOPATHY: EVIDENCE FOR PARALIMBIC SYSTEM DYSFUNCTION,"BY KENT A. KIEHL, IN PSYCHIATRY RESEARCH, VOL. 142; 2006

Psychopath TRIVIA

前頭前野の損傷が人格や行動を変化させた

ゲージを治療したハーロウ医師の記録によると、以前は有能で仕事場で敬意を集めていたゲージだが、事故以降は衝動的で暴言を吐き、気まぐれで移り気な性格になってこれまでの仕事が続けられなくなったという。ゲージが負傷した部位は、前頭前野とされており、その近くにある眼窩前頭皮質と似た機能（高度な意思決定）を持つ。この部位に損傷を受けると、衝動性と自己洞察に問題が生じることがわかっている。

ゲージの人格の豹変は、事故後の一時的なものだという説もあるが、前頭前野の損傷が彼の人格を変えたことは間違いない。

言葉はわかるが、意味を理解しない

言葉の意味の違いを感じない

サイコパスは、感情に関する部位の脳の活動が低い。自分の感情にも他人の感情にも無関心というのが通説だ。それは言語の認識能力にも表れている。言葉自体は知っているが、その背景に隠された意味や込められた感情をサイコパスが読み取ることはない。

サイコパスの診断基準を考案した心理学者ロバート・D・ヘアは、サイコパスを含む囚人グループに、一般的な単語と、でっち上げた意味のない単語を見せて、即座に判別させるという単語テストを実施した。さらにその単語の中には、感情をかきたてる「傷跡」「血」といった言葉が紛れ込ませてあり、その単語を見たときの彼らの脳波の反応も測定した。ほとんどの人は、感情をかきたてる「血」などの言葉に対して即座に反応してボタンを押す速度も速くなり、脳波も変化する。**サイコパスの場合には、感情をかきたてる言葉にも当たり障りのないどの言葉にも、反応速度は一定で、脳波のパターンは通常の人とは異なっていた。**

言葉に付随する情報を見ていない

心理学者ジョセフ・ニューマンは、サイコパスとそうでない人たちに対して、間違った名前のついた絵を見せて正しい名前を回答する連続テストを実施した。通常このテストでは、絵の正しい名前と、そこにある間違った名前を読みたい衝動が発生し、ためらい（ストループ干渉）が生じて回答に時間がかかる。回答時間が速いほどためらいなく集中していることになる。このテストでは、サイコパシー傾向が高い人ほど回答達成率が高い結果となった。これは、サイコパスが**言葉に付随する情報を見ていない**ためだと考えられている。

サイコパスの言葉に対する反応テスト

ヘアによる単語テスト

単語を即座に判別する単語テストの中に、
感情をかきたてる言葉を混入。単語を見たときの脳波反応を測定した。

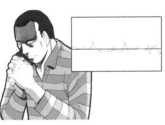

サイコパス傾向の
ない囚人

感情をかきたてる言葉の場合には、脳波が高まり、ボタンを押す反応が速い

サイコパス傾向の
高い囚人

感情をかきたてる言葉にも普通の言葉にも、一定していて反応差はなく、脳波は通常の人とは異なるパターンを描く

ニューマンによる絵と名前合わせテスト

普通の人は絵の正しい名前と間違った単語の名前を
読みたいという2つの情報が干渉し合って理解を妨げる
ストループ干渉が発生して容易に回答できない。

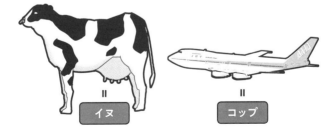

絵の正しい名前を回答していくテストでは、サイコパス傾向が高い
ほど反応が速く回答率が高い結果となった。サイコパスは、ふつう
の人間が気になる、言葉の情報を見ていないため干渉を受けない。

サイコパスに対する4つの仮説

反社会的な行動の要因を探る

反社会的行動を起こすサイコパスの原因

　サイコパスが反社会的行動を起こす要因は何なのか？　脳科学者の中野信子氏によると、現在のところ以下の4つの仮説があるという。

①恐怖感情の低下仮説 (Low Fear Hypothesis)

恐怖や不安を感じる脳の扁桃体 (P.40) の活動が極端に低い、または欠如しているために抑止力がなく反社会的行動をとってしまう。

②注意欠如仮説 (Response Modulation)

集中力が高すぎて、いったん注意を向ける対象があると、それ以外のことが目に入らない。他人の気持ちや罰を受けることまで考えられなくなってしまうという、注意力の欠如が引き起こす。

③性急な生活史戦略仮説

進化心理学による仮説。未知の経験に対して恐怖を覚える個体が多く生き残って進化を遂げてきたように、人類は生存や繁殖に役立つ心理的メカニズムを優先して進化してきた。人口中の割合が低いサイコパスが生き残ってきたのも、短期間に不特定多数の異性に接触して（「性急な生活史」と呼ぶ）子どもを生ませようとする能力が、生殖や子孫繁栄に有利に働くためではないかという仮説。

④共感の欠如仮説

脳の中の扁桃体 (P.40) の活動が低い、または眼窩前頭皮質と扁桃体の連動が弱かったりするために、他者や社会への共感が欠如し、反社会的行動につながる。

　これら仮説は、複合的に関連している可能性もあるが、サイコパスが反社会的行動を起こす要因として考えられている。

なぜサイコパスは反社会的行動を起こすのか？

①恐怖感情の低下仮説

罪を犯すことや罰に不安や恐怖を感じないので反社会的行動を行う

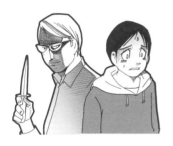

②注意力欠如仮説

目先のこと以外、何も目に入らないために反社会的行動をとってしまう

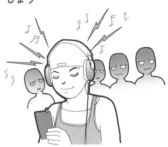

③性急な生活史戦略仮説

平気で嘘をついて複数の相手をだましたり、相手の気持ちを考えないで不特定多数の異性を取り替える

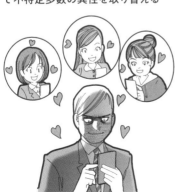

④共感の欠如仮説

相手のことを感じる共感性がまったくないため、反社会的な行動をとる

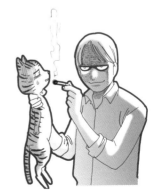

凶悪な犯罪にいたる原因は、脳の一部領域の機能不全にあった

サイコパスの脳画像

サイコパスに共通した脳パターンの発見

　神経科学者のジェームス・ファロンは、研究中にサイコパシー性殺人者たちの脳の PET スキャン画像には共通したパターンがあることを発見した。それは、脳の奥にある帯状の**大脳辺縁系組織の活動の低下、眼窩皮質から前頭前皮質腹内部側と前帯状皮質の結びつきの弱さ**（P.40 〜41）である。大脳辺縁系組織は、脳の中で情動の処理や冷静な行動を行う部分をカバーしている。ファロンの研究によると、サイコパシー性殺人者すべてがこれら領域の活動が低下しているのに比べ、他のタイプの殺人者では領域の一部が機能低下しているだけだった。

　サイコパスの脳では、これらの領域が、発達不良やもともと損傷を受けているために、抑制が効かなかったり性機能が高まったり、良心や道義的な問題を無視したりする。しかし、情動に関わる眼窩前頭皮質や前頭前皮質腹内側部の活動が低い一方で、理性を司る背外側前頭前皮質は過活動ともいえる活発な活動しているため、良心を感じることなく他者を犠牲にする冷徹な行動が可能となるのがサイコパスの特徴だ。

サイコパス脳でも犯罪者になる訳ではない

　しかもファロンは、研究中に偶然自分の脳スキャン画像が、サイコパスパターンとまったく同じだということを知る。その後、父方の家系に殺人者が多くいた事実も判明するが、ファロン自身は犯罪歴もなく、妻や子どももいる成功した神経科学者である。ファロンは、研究の中で、自身を反社会的サイコパスではなく、向社会的サイコパスであると結論づけた。これは、**サイコパスパターンの脳であっても、必ずしも反社会的行動をとる訳ではないことを証明している。**

脳のPETスキャン画像の比較

正常
サイコパスパターン

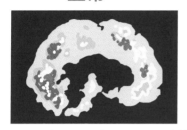 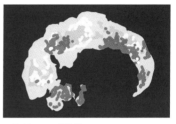

サイコパスパターンには、眼窩前頭皮質から扁桃体までにかけての
大脳辺縁系の活動が低下または喪失している異常領域がある。

サイコパスの脳

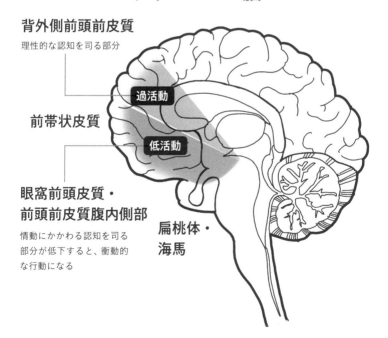

背外側前頭前皮質

理性的な認知を司る部分

過活動

前帯状皮質

低活動

**眼窩前頭皮質・
前頭前皮質腹内側部**

情動にかかわる認知を司る
部分が低下すると、衝動的
な行動になる

**扁桃体・
海馬**

サイコパスの遺伝子

情動障害に関しては遺伝的影響がある

　反社会的サイコパスは遺伝するのか？という疑問については、さまざまな考え方がある。反社会的サイコパスは、情動障害によって、目的を達成するためにまわりを顧みずに行動する。反社会的行動をとらせる情動障害については、遺伝的影響があることが、これまでの研究でわかっている。約3,500組の双生児を調査比較した大規模研究では、サイコパス傾向である冷淡さや情動の欠如は、7歳児ですでに発現しており、その3分の2が遺伝的要因によるものとされている。情動障害に関していえば、遺伝的影響があり、重篤なリスクを高めているという。しかし、情動障害のみで、サイコパスは遺伝するとはいえない。

「戦士の遺伝子」が暴力性を高める

　攻撃性や暴力に影響を及ぼす遺伝子はいくつかある。中でも「戦士の遺伝子」と呼ばれている遺伝子は、酵素MAOA（モノアミン酸化酵素A）を著しく低下させ、暴力や攻撃性に大きく関与している。代々放火やレイプなどの凶悪な犯罪行動を起こすオランダのある家系では、酵素MAOAが変異してまったく機能していないことがわかった。また、酵素MAOAを完全に欠落させたマウスの実験では、マウスの攻撃性が高まることがわかっている。

　「戦士の遺伝子」は、主に男性にみられるもので、女性がこの遺伝子を持つ確率はわずか9％に過ぎない。男性では、この遺伝子は、扁桃体、前帯状皮質と眼窩皮質（サイコパシーの反社会的行動と関連している）の容積を減少させるということもわかっている。しかし暴力性という一点ではサイコパシーの遺伝子のすべてを解明したといえないのが現状だ。

「戦士の遺伝子」が暴力性を高める

戦士の遺伝子は、攻撃性や暴力性を高める

オランダ人研究者ハン・ブルナーらは、酵素MAOAの産生を低下させる
戦士の遺伝子を持ったオランダの一家数世代を研究したところ、
この一家の男性には、放火、露出狂、強姦未遂のような
反社会的行動が顕著だったと報告している。

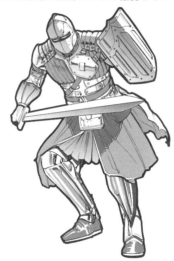

「戦士の遺伝子」と酵素MAOA

モノアミン酸化酵素A（酵素MAOA）
は、気分や情動を調節する神経伝達
物質。酵素MAOA量が低下すると、
攻撃性が強くなり、社会性が低下す
る傾向がある。「戦士の遺伝子」は、
この酵素MAOA量を低下させる働き
をするもの。

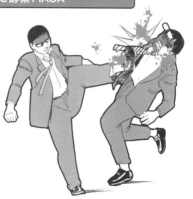

感情の中枢機能である扁桃体

扁桃体の異常がサイコパスをつくる！？

恐怖を感じるか、感じないか

扁桃体は、側頭葉内部にあるアーモンド型の神経細胞の集合体である。快感、不安、恐怖、喜びなどの情動反応を処理する、いわば感情の中枢機能である。また、扁桃体は、外界から伝わる刺激に関してもいち早く反応し、本能的に反応する領域ともされている。

たとえば扁桃体を損傷すると、一切の恐怖を感じることができなくなる。遺伝性の病気で扁桃体を損傷して機能しない女性の実験報告によると、危険な状況や動物に遭遇しても恐怖を感じることはなく、さらに彼女は、人が恐怖におびえた表情も感じることも表現することもできなかった。これは、サイコパスのテストでも同様の結果が得られている。赤と緑の文字のうち、赤の文字が出ると、軽い痛みを感じる電流を流すという実験で、非サイコパスは赤い文字をみるだけで電流が流れていなくても恐怖を感じるようになる。しかしサイコパスの脳は恐怖を感じないため、恐怖の条件付けに反応することはない。

利他主義の人々の扁桃体

扁桃体の機能不全は、自分自身が恐怖を感知するのが難しいだけでなく、他者が感じる恐怖を理解することもできない。サイコパスは、他者を怖がらせることがなぜいけないのかということも理解できないのだ。

認知神経学者のアビゲイル・マーシュは、見ず知らずの他者に臓器を提供するドナーたちの、恐怖に対する扁桃体の反応を調べた。自分を犠牲にしても他人のために行動する善意の人々の扁桃体は、他者のおびえた恐怖の表情に強く反応し、高い認識能力を示した。

扁桃体は、恐怖を感じる認識能力に大きな鍵を握る存在だといえる。

扁桃体の役割

扁桃体は、側頭葉内部にあるアーモンド型の
神経細胞の集合体で、脳の左右にある。

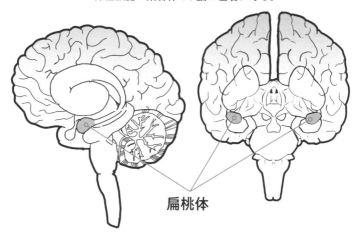

扁桃体

扁桃体は、本能的に恐怖を感じ、反応する！

恐れ知らずの英雄たちは、
扁桃体の機能不全に関係しているのかもしれない。

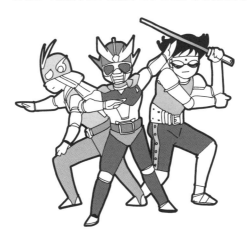

反社会的サイコパシーの要因は3本の脚

ファロンの「三脚スツール」理論

　自身もサイコパスパターンの脳の持ち主であることを知った神経科学者ファロンは、その後の研究で、サイコパスを説明するための要因を「三脚スツール」理論として展開した。それは3つの脚がスツールを支えるように、サイコパスが反社会的行動を起こす病因を説明している。

①前頭前野皮質眼窩部、側頭葉前部、扁桃体の異常な機能低下

上記については、先に紹介した「サイコパスの脳画像（P.46〜47）」を参照してほしい。情動を司る脳の領域の活動が著しく低下していることがサイコパスの要因のひとつとなっている。

②いくつかの遺伝子のハイリスクな変異体

いくつかの遺伝子はエピジェネティック（後成的）・タグを保有している。発育過程で環境要因と相互に作用し合い、ときにハイリスクな変異体となる。幼時期に3世代以上の社会的暴力を体験すると、暴力的になり、世代間連鎖を起こしてしまう。

③幼少期早期の精神的・身体的虐待、あるいは性的虐待があった

サイコパスの受刑者の約90％以上が、早期幼少期に身体的、精神的あるいは性的な虐待を受けていた可能性がある。

　これら3つの要因が複合的に関連して、サイコパスが反社会的行動をとってしまうのではないかというのが、ファロンの理論である。

複雑に関連し合う3つの要因

　ファロンの場合は、幼児期の虐待がなかったため、反社会的サイコパスにならなかったのではないかと自身で推測している。**3つの病因は複雑に関連し合って、反社会的サイコパスを生み出すと考えられる。**

ファロンの「三脚スツール」理論

脳の一部領域と、遺伝子の変異、幼少期早期の環境が、
反社会性行動にいたる病気の要因となるのではないかという理論

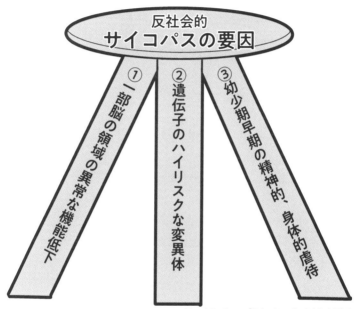

反社会的
サイコパスの要因

① 一部脳の領域の異常な機能低下

② 遺伝子のハイリスクな変異体

③ 幼少期早期の精神的、身体的虐待

ジェームス・ファロン『サイコパス・インサイド』より改変

前頭前野皮質眼窩部、側頭葉前部、扁桃体の領域の活動が低下すると…

- 良心のブレーキが効かない

- 性的欲情がコントロールできない

- それを行っていいことといけないことの区別ができない

- 衝動的にカッとなって抑制できない

- 刺されたら痛いという、相手への共感性がない

- 危険なものへの恐怖を感じない　…など

ためらいなく嘘をつくサイコパスの脳

サイコパスの脳を考察する

良心の呵責を感じないのは、脳の問題？

良心の呵責や罪悪感、共感性が欠如しているとされるサイコパスは、ためらいなく自然に嘘をつくと言われている。息をするように嘘をつくとされるサイコパスの脳の構造はどうなっているのか？ それは一般の人の脳とはどう違うだろうか？

この長年の疑問について、京都大学の阿部修士准教授ら研究グループが、米国の刑務所に収監中の囚人 67 名に対して、嘘をつく行為に関わる神経基盤を探るために脳活動の測定を行った。

ニューメキシコ大学のケント・A・キール教授が開発した fMRI 装置（機能的磁気共鳴画像法）を使ったこの実験では、**サイコパス傾向が高い囚人ほど、嘘をつくかどうかの意思決定の反応時間が速く、脳内で良心や葛藤といった部分を司る前帯状皮質の活動が低いことが明らかになった。**

サイコパスは躊躇せずに素早く嘘をつける

研究では、サイコパス傾向と嘘をつく頻度との相関関係は認められなかったものの、サイコパス傾向が高いほど、躊躇せずに素早い反応時間で嘘をついているということがわかった。

しかし、前帯状皮質の活動の低下だけでサイコパシーと断言することはできない。脳は他の領域と複雑に連携しており、一部領域だけで判断することは不可能だからだ。

何の躊躇もなく、平然と嘘をつけるメカニズムとサイコパシーの関連に関しては、今後の研究が望まれる。

嘘をつくと、良心の呵責を感じるのはなぜか？

良心を司るとされる脳の部位、前帯状皮質

脳梁を取り囲むように存在する帯状皮質のうち、前帯状皮質は、**共感、感情、心の悩みを処理する部分**。血圧や心拍数の調節などの自立的機能、意思決定、認知的な葛藤の検出に関わっているとされている。

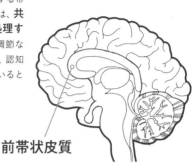

前帯状皮質

サイコパス傾向の高い人は、

・嘘をつく意思決定が速い
・精神的な葛藤を感じる前帯状皮質の活動が低い

= 良心の呵責や
　葛藤を感じることなく
　自然に嘘をつく

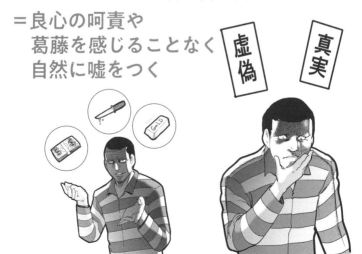

サイコパスが疑われる歴史上の人物

血の伯爵夫人
バートリ・エルジュベート

　16世紀のトランシルヴァニア名門貴族バートリ・エルジュベートの一族は近親婚を繰り返し、悪魔崇拝者や色情症がいたと言われている。彼女にも召使いに残虐な折檻をする性癖があったが、その異常さは夫の死後、所領の城でエスカレートした。何百人もの少女を「鉄の処女」などの拷問器具にかけたり、体の一部や皮膚を切り取って興奮するなど、多淫、同性愛、食人、黒魔術を行った。老いを怖れる彼女が特に好んだのは、少女達の生き血を浴びて沐浴することや、その肉を生きたまま食べることだった。それ故「血まみれの伯爵夫人」と呼ばれた。血を抜かれた大量の少女たちは、彼女にとってはモノでしかなかったのだろう。議会が何百体もの少女たちの凄惨な死骸を発見した後、共謀した召使たちは処刑されたが、エルジュベートはその身分故に処刑は免れ、死ぬまで城に監禁された。もし彼女の脳スキャン画像をとることができたらどんなものだったのだろうか。

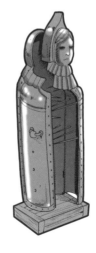
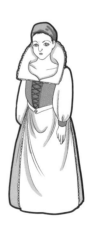

3

サイコパスの
特性

サイコパスの実体とはどんなものなのか？
その特徴、種類、なぜそのような行動をとるのか、
サイコパスの特性について紹介する。

サイコパスはどんな特徴があるのか①

ヘアによるサイコパスの定義

犯罪心理学者のロバート・D・ヘアが開発したサイコパスを発見するための検査「**サイコパシー・チェックリスト（Psychopathy Checklist, Revised）**」の20項目を、臨床心理学者らが因子分析を行った結果、**対人面、情動面、生活様式面、反社会的側面の、主に4つの因子モデル**にすることができる。

反社会的側面は、犯罪的なサイコパス以外では、必ずしも犯罪に関わるものでなくても、自らの利益追求のために、他人を顧みない無責任な行動パターンを指す場合もある。

また、4因子すべてをまんべんなく満たしていなくても、これら項目があてはまれば、サイコパスの特徴といえる。

サイコパスを構成する4因子の特徴

対人面に関しては、表面的な魅力を利用して他者を自分の支配下におく、誇大的な自己価値観、自分をよく見せるために思いつきでさまざまな虚言をいう癖などがある。**情動面**に関しては、良心の呵責を感じることなく、他人を陥れたり、冷淡で相手の気持ちを考えない共感性の欠如が大きな特徴である。**生活様式**では、その場限りの考えしかなく、将来のことを考えることもない。衝動的に、常にスリルと危険な刺激を求める行動をとりやすい。相手を利用して寄生するように、自分の都合がいいように物事を運ぶように立ち回る。

反社会的側面では、幼少時から青年期にかけての問題行動や犯罪歴、大人になってからの多種多様な犯罪歴、犯罪にいたらないまでも反社会的な行動をとることを指す。

４因子によるサイコパスの定義

サイコパシー・チェックリスト改訂版（PCL-R）に
基づく４因子モデル

対人面

・口達者／表面的な魅力
・誇大的な自己価値観
・病的な虚言
・偽りだます傾向／操作的（人を操る）
・数多くの婚姻関係
・放逸な性行動

情動面

・良心の呵責、罪悪感の欠如
・浅薄な感情
・冷淡で共感性の欠如
・行動のコントロールができない
・自分の行動に対して
　責任が取れない

生活様式面

・刺激を求める／退屈しやすい
・寄生的生活様式
・現実的、長期的な目標の欠如
・衝動性
・無責任

反社会的側面

・暴走しやすい
・幼少期の問題行動
・少年期の非行
・仮釈放の取り消し履歴
・多種多様な犯罪歴

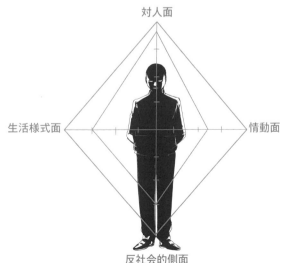

犯罪を犯す訳ではなく社会に存在するサイコパス

サイコパスはどんな特徴があるのか②

社会的サイコパスの存在

犯罪歴がある反社会的サイコパスではなく、**社会生活に一般的に溶け込んでいる社会的サイコパス**（マイルドサイコパスと呼ばれることもある）の場合は、初対面や浅い付き合いでは、最初相手がサイコパスであるかどうかわからない。

社会的サイコパスは、相手の心を読み、魅力的に見えるように振るまう社交術を習得しているので、逆に好ましく感じたり、魅了されてしまったりすることが多い。深く付き合っていくうちに、何かおかしいと違和感を感じ始めるが、それがサイコパスであると気づかないため、そのままずるずると不利益をこおむったり、支配されたりすることが多い。実際、カリスマ的な成功者サイコパスも存在し、まわりにいる人々が振り回されるだけで、犯罪的な側面はない。

マイルドに人を支配する

社会的サイコパスの場合は、気づかない間に、まわりの人々が相手のペースに巻き込まれる。彼らは呼吸するように嘘をつき、その嘘がばれてもまったく動揺しないで、また新たな嘘でまわりを固めていく。

恐れを感じることはないので、人前で緊張することがなく、堂々としているため、まわりからは自信と実力がある人物であるかのように見えてしまう。

罪悪感や相手への同情を感じることなく、**人の心をマイルドに操作して支配する術に長けている**のだ。

ルールや時間にも無頓着に行動し、ギャンブルなどのスリルや興奮を追い求めると、自制心が効かなくなってしまう。

社会的なサイコパスの主な特徴

利益誘導

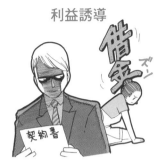

良心の欠如

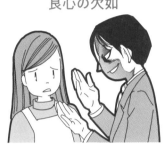

共感性や罪悪感の欠如

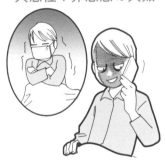

病的な虚言癖

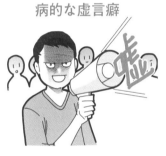

人を支配する

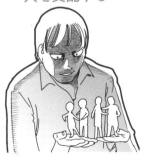

抑制が効かない

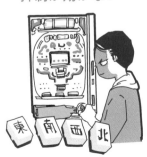

男女比・年齢・社会的経済地位・IQとの関連

サイコパスの種類

成人男性のサイコパス発病率は0.75%

　サイコパスは**成人男性に多く**、その発病率は**0.75%と推定**されている。女性についてのデータは乏しいが、**女性の発病率は推定0.25%**。女性の刑務所収容者におけるサイコパス率を調べた唯一の研究では、103人の女性収容者に対してサイコパス検査を行ったところ、15%がサイコパスであると報告されている。これは女性の推定値から約60倍となるが、実際にはこれ以上、男性と同等の有病率ではないかと考えられている。

　サイコパスと、年齢・社会的経済地位・IQとの関連について調査したその他の研究によると、**サイコパスの場合は、年齢が高くなり、社会的経済地位やIQが高くなるほど、反社会的行動が減少していく**。

サイコパスと合併症

　サイコパスは、映画やドラマに出てくるような残虐な犯罪を犯す精神病質なタイプだけではない。**人間一人ひとりの性格や気質が異なるように、サイコパスにもさまざまな種類のタイプが存在する**。P.59の4因子のすべて、またはいずれかの因子だけが特化していることもある。

　まだ研究は進んでいないが、統合失調症、不安障害、気分障害、心的外傷後ストレス障害（PTSD）、物質乱用障害（アルコール依存、薬物依存など）、注意欠陥多動障害（ADHD）など、その他の疾患がサイコパスと合併しているケースもある。

　これら**合併症の疾患によって反社会的行動のリスクが増大している場合もあるし、物質乱用やADHDが相関してサイコパスのリスクを増大させている**場合もある。

サイコパスの発病率と合併症

サイコパスの発病率

成人男性のサイコパスの発病率は

推定 **0.75%**

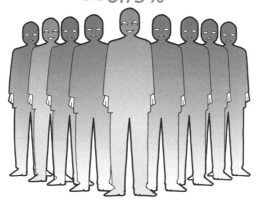

女性のサイコパスの発病率は

推定 **0.25%**

ジェームズ・ブレア、デレク・ミッチェル、カリナ・ブレア『サイコパス-冷淡な脳-』より

合併症を併発しているサイコパス

統合失調症、不安障害、気分障害、心的外傷後ストレス障害 (PTSD)、物質乱用
障害 (アルコール依存、薬物依存など)、注意欠陥多動障害 (ADHD) など

・合併症の疾患によって反社会的行動の
　リスクが増大
・物質乱用や ADHD が相関して
　サイコパスのリスクを増大

暴力型サイコパス

人を思い通りに
するための暴力

人を動かすための道具として暴力をふるう

　欲しいものを得るためや自分の望む状況にするためといった、何らかの目的のために、道具として暴力をふるう。恐怖で人の心を支配し、思い通りにするのが暴力型サイコパスである。気に入らなければすぐに暴力をふるい、物を壊すなどの破壊的な行動をとる。

　夫婦間や家庭では、ドメスティック・バイオレンス（DV）をふるうパートナーにもサイコパスの傾向は高い。

　DV加害者の場合、暴力をふるったあとに、すぐ反省した様子で相手に許しを乞い、相手をつなぎとめようとすることが多いが、実際には反省している訳ではなく、その場限りの思いつきで行動しているに過ぎない。相手を支配するためには、どんなことでもし、手段を選ばない、攻撃的な暴力性が特徴だ。

ふだんは大人しいがキレると暴力的に

　いつも攻撃的な訳ではなく、ふだんは大人しいが、突然感情を爆発させて暴力的な行動をとるサイコパスもいる。気に入らないことで暴力をふるう理由や、突然スイッチが入るタイミングが、まわりにはまるでわからない。衝動的に相手に危害を加え、殺人にいたる場合がある。良心が欠如しているため、暴力をふるったことへの後悔もなく、危害を加えた相手へ同情や憐憫を感じることもない。

　また、病的な動物虐待によって性的興奮を感じたり、自分より弱い存在の小さい子どもや女性に対して、残虐な暴力性が向かう場合もある。多種多様な犯罪行為にいたることもあり、犯罪者サイコパスの場合は、再犯率が高く、犯罪を繰り返す常習性も目立っている。

暴力型サイコパスは衝動的で抑制が効かない

相手を自分の思い通りに支配しようとしたり、
気に入らないことのはけ口として暴力を使う

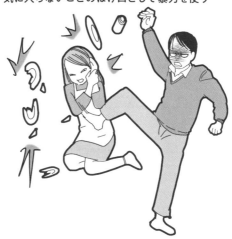

ふだんは大人しいが、突然感情を爆発させる

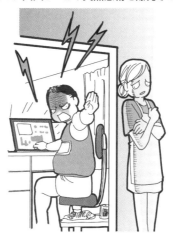

自分のために 相手をとことん利用する # パラサイト型サイコパス

寄生虫のように他人を食い尽くす

　パラサイト型サイコパスは、まるで寄生虫が宿主に取りつくように、ターゲットと定めた相手に取りついて、利益や金銭を利用する。

　相手が自分のために動いてくれるように、同情や共感する心理をうまく利用して立ち回る。人の心理をうまく活用して、相手を「この人のために何かをしてあげなくてはいけない」「やってあげない自分は冷たい人間なのではないか」という気持ちにさせる手腕に優れている。

　寄生虫が宿主を食い尽くしてしまうように、ターゲットにした相手をとことん利用してすべてを奪う。

　うわべは魅力的にみえ、ときに同情をそそるような弱い立場にみせかけるので、最初は同情や親切心でやってあげたことから、どんどん要求がエスカレートしていく。

相手の気持ちを思いやることはない

　サイコパスの典型的な特徴であるように、良心が欠如しているため、要求したことが相手にとってどのくらい負担か、相手がどんな窮地に追い込まれるか、相手の気持ちや事情を思いやることはない。

　自分のために相手が動いてくれるのは当たり前だと考えているため、相手が拒絶して思い通りにならなかったりすると、突然手のひらを返したように冷淡になる。

　利用し尽くした結果、相手が思い通りにならないとわかると、すぐに次のターゲットに移っていくというように、切り替えも早い。

　正論で立ち向かっても、都合のいい嘘でその場をしのいだり、逆ギレしたりして、相手を説き伏せようとすることがある。

パラサイト型サイコパスは
人の心理をうまく利用

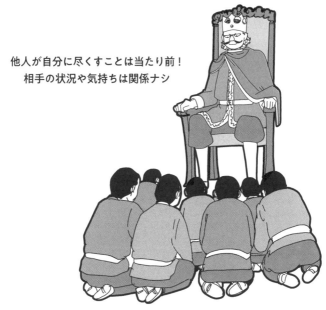

他人が自分に尽くすことは当たり前！
相手の状況や気持ちは関係ナシ

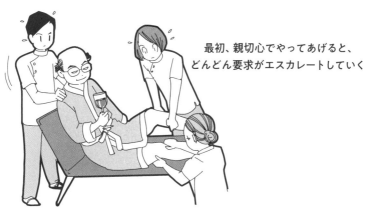

最初、親切心でやってあげると、
どんどん要求がエスカレートしていく

思 い 通 り に
人 を 操 る # 支配型サイコパス

専制君主的な支配力

　他人を自分の支配下において、あらゆることを自分の思い通りに進めようとする支配タイプのサイコパス。

　人の心を操作するための観察力に優れており、相手の弱みをすぐさま見抜いて、心や行動を操る才能に長けている。

　パラサイト型サイコパスと共通した部分が多いが、自分を中心とした世界を構築して、そのグループの中心に位置するのが特徴。サイコパスはグループに属さず単独行動を好むように考えられているが、支配型サイコパスは、うまく社会に適応して、会社や団体でリーダー的な位置につく能力がある。ただし、グループを率いるのは、あくまで自己の利益や目的の遂行のためである。グループに属するメンバーに対しては、自分や自分の世界への帰属心や忠誠心を重要視する。

リーダーとして社会に適応することもある

　支配型サイコパスは、社会に適応していることがあり、さまざまな問題は抱えつつも、会社のカリスマリーダーとして成功しているケースもある。宗教団体などで、信奉者を集めるカリスマティックな指導者として、人々の注目を浴びる場合もある。

　ときに、リスクや危険を顧みない行動をとることが、自信に満ちた勇気ある行動として人を魅了する場合もあるが、実際にはよく考えた計画ではなく、その場でうまくいけばいいと考えた思いつきの安易な行動であることがほとんどだ。

　責任はいつも他人のせいにして、人を自分の駒のように使い捨てることも平気だ。

人の心を操ることに長けている

自分以外の他人はゲームの駒のように操り、
平気で使い捨てることもある。

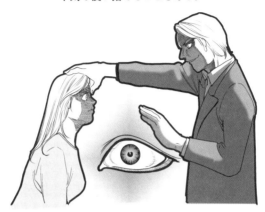

宗教団体などのカリスマティックなリーダーや起業した
会社のCEOなど、自己中心的なリーダーとなるケースもある。

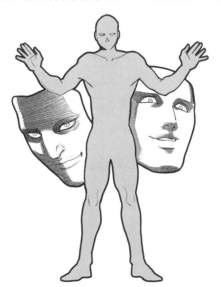

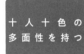

複合型と社会適合型サイコパス

タイプ分けしきれない多種多様な複合型

サイコパスの主だったタイプを紹介してきたが、暴力型、パラサイト型、支配型といったタイプが複合的に備わる場合もある。

第2章で説明したように、サイコパシーの特色は、我々人間の性格がひとつのタイプで言い表せないのと同様に、多種多様であり、ひとつのタイプだけで語りきれないからだ。

ときに暴力を手段として人を支配し、ときに同情を誘いながら相手の弱みに食らいついて離れることがないというように、効果的に手を変え品を変えて相手を支配しようとするサイコパスもいる。さまざまなタイプが混じった多種多様な複合型サイコパスもいるので、タイプ分けで反撃できると考えない方がよさそうだ。

サイコパスかそうでないかの二択ではない

心理学者のケヴィン・ダットンは、「サイコパスかそうでないか、ふたつにひとつというものではなく、サイコパスの周辺には内側にも外側にもグレーゾーンがある。地下鉄路線図の運賃区分が少しずつ変化するのにいくらか似ている」という。

サイコパスを代表する危険な凶悪犯は、全体の中でわずかだ。恐怖を感じることなく自信にあふれ、傍目には冷淡とも感じるが合理的な判断で行動でき、1つのことに集中できる。サイコパスの特性は社会と適合して成功者サイコパスになることもある（第6章）。

社会に溶け込んだサイコパス傾向の高い人物の方が、一般の人には実害があるだろう。第4章では、身のまわりにいる可能性が高い「身近なサイコパス」の具体例を紹介していきたい。

サイコパスはひとつのタイプだけで語りきれない

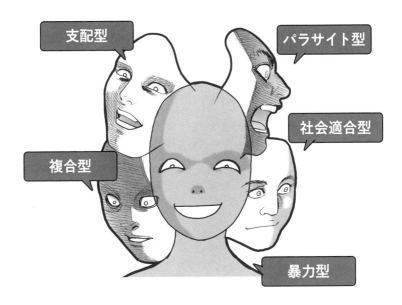

支配型

パラサイト型

社会適合型

複合型

暴力型

「サイコパスかそうでないか、
ふたつにひとつ
というものではなく、サイコパスの
周辺には内側にも外側にも
グレーゾーンがある」

（心理学者ケヴィン・ダットン『サイコパス秘められた能力』より）

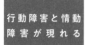

幼少期に見られる
サイコパスの特徴

10歳以前に行動障害がみられる

サイコパスの攻撃性や反社会的行動は、幼少期や青年期から始まっていることが多い。しかし、**幼少期に反社会的行動を起こしていても、それらすべてがサイコパシーにつながる訳ではない。**

アメリカの精神障害の診断・統計マニュアル（DSM）では、行動障害の診断基準を、右ページのように定めている。幼少期の行動障害では、少なくとも1つの特徴が10歳以前に発生していることを診断のひとつに定めている。**行動障害の診断には、これらに加えて、臨床的に著しい社会的、学術的、職業的機能の障害が見られる必要がある。**また、心理学者ライナムは、6歳以上の子どもを対象とした「小児用サイコパス尺度」を開発している。

情動障害の兆候がある

サイコパシーの決定的な特徴で重要なのは、情動的障害の兆候があるかどうかだ。反社会性パーソナリティ障害は18歳以上の成人でのみ診断されるものだが、その項目のうち、たとえば、友人と親しい関係を維持することができない、学業に関心がない、動物を虐待する、罪悪感を感じないなど、情動面の欠如が著しいことが、幼少期のサイコパシーの特徴として考えられている。また、自分は人より優れていると思い込んでいるといった、著しい自己愛性が見られるのもサイコパシーの特徴の1つだ。いずれにしても、幼少期にサイコパシーを診断するのは難しいが、幼少期と成人のサイコパシーに共通しているのは、情動の欠如という点である。しかし、**子どもにサイコパスチャイルドというような、安易なレッテルを貼ることだけは避けなければいけない。**

行動障害と情動障害の特徴

行動障害（DS）の診断基準

＜人や動物に対する攻撃性＞
① しばしば他人をいじめ、強迫し、威嚇する
② しばしば取っ組み合いの喧嘩をする
③ 他人に重大な身体的危害を与える武器を使用したことがある
④ 人に対して残酷な身体的暴力を加えたことがある
⑤ 動物に対して残酷な身体的暴力を加えたことがある
⑥ ひったくりなど、被害者の面前で盗みをしたことがある
⑦ 性行為を強いたことがある

＜所有物の破損＞
⑧ 故意に放火したことがある
⑨ 故意に他人の所有物を破損したことがある
⑩ 他人の住居、建造物、または車に侵入したことがある
⑪ しばしば嘘をつく
⑫ 万引や偽造をしたことがある

＜重大な規則違反＞
⑬ しばしば夜遅く外出する行為が13歳以前から始まる
⑭ 一晩中家を空けたことが少なくとも2回あった、または長期間帰らないことが1回あった
⑮ しばしば学校を怠ける行為が13歳以前から始まる

※精神障害の診断・統計マニュアル（DSM）第4版による

冷淡／情動の欠如	自己愛性	衝動性
・学業への関心がない	・浅薄な感情	・誤りを人のせいにする
・約束を遵守しない	・極端なうぬぼれ	・考えずに行動する
・悪いと感じたり罪悪感を持たない	・人を利用したり偽りだます	・すぐ飽きる
・感情を示さない	・人をいじめる	・危険な活動に関与している
・友人関係が継続しない	・一見魅力的だが誠実さに欠ける	・前もって計画を立てない
	・正されると怒る	
	・人より優れていると考える	

青年期の行動障害と環境の影響

環境ストレスが影響を与える?

環境ストレスが、攻撃行動を促す

　一般的に成人のサイコパス治療はきわめて難しいとされているが、幼少期や青年期の発芽段階で、深刻な問題に発展する前に予防すべきだというのが、最近のサイコパス研究の考え方である。近年のサイコパス研究は、幼少期および青年期を対象としたものへと拡大しつつある。

　ある研究では、学級の状態に注目し、サイコパス特性のある子どもが、学級の状態が悪いなどの環境ストレスの影響を受けることで、攻撃行動などの行動障害が強く発生するのではないかという仮説を立てて調査を進めている。幼少期にサイコパス特性が顕著だったとしても、いじめや暴力行為などの攻撃行動を引き起こさないように教育するなどして、環境要因の改善が、サイコパスの攻撃行動の抑制や予防につながるのではないかと考える研究者も少なくない。

環境は影響を与えるが根本原因ではない

　一方、犯罪心理学者ヘアは、家庭環境に問題がなく両親から経済的・精神的サポートを受けていても、親からお金がもらえなくなったとたんに銀行強盗を起こしたサイコパスの若い青年の例をあげて、必ずしも家庭環境だけがサイコパスの発現に影響を与えているとはいいきれないとしている。また、幼少期の親との結びつきが希薄だったから精神病質になったとする考えにも、ヘアは反対している。

　劣悪な環境による体験は、サイコパスの暴力行為に影響を与えるが、それらが根本的なサイコパスの原因ではない。ただ、家庭環境にかかわらず、反社会的サイコパスの特性を持っている子どもは、ほぼ14歳頃に犯罪に関わる行動をとるという。

サイコパス特性と攻撃行動との関連

サイコパス特性 ➡ 攻撃行動
（いじめ、暴力行為など）

不安　　　　怒り

環境ストレス
（家庭や学校の状態が悪いなど）

環境的なストレス、心的トラウマが加わると、
攻撃行動が出やすくなる

環境要因である家庭に
大きな問題がなくても、攻撃行動や
犯罪行為を起こしてしまう
青年サイコパスも存在する

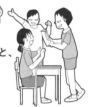
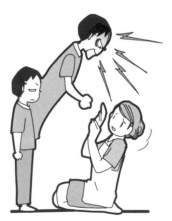

犯罪心理学者ヘアは、
13歳～18歳を対象とした
「青年用サイコパシー・
チェックリスト」を開発。

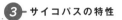

倫理的思考実験に見るサイコパスの特性

トロッコ問題

5人の命と1人の命を天秤にかけると?

「ある人を助けるために、他の人を犠牲にすることが許されるのか?」という道義的なジレンマを考えるために、哲学者のフィリッパ・フットが提起した有名な**思考実験「トロッコ問題」**がある。猛スピードで走ってくる制御不能になったトロッコがあり、そのままだと、先にいる線路に縛られた5人の命がなくなる。しかし分岐点を作動させれば、別の線路に縛られている1人の命の犠牲で済む。自分が分岐点にいたとして、5人と1人、どちらの命を選ぶか?という命題だ。

5人の命 vs 1人の命①モラルジレンマ

心理学者ジョシュア・グリーンは、この命題を使って、サイコパスがどのようにモラルジレンマを解決するか実験した。サイコパスは5人の命を選ぶ決断を即座に降すが、ほとんどの人は躊躇するか決定できない。

5人の命 vs 1人の命②パーソナルモラルジレンマ

哲学者ジュディス・ジャーヴィス・トムソンは、この命題をさらに発展。線路に縛られている5人の命を助けるためには、自分が目の前にいる見知らぬ大男を突き飛ばせば、彼が確実に死んでその体でトロッコを止めることができるというものだ。自分で人を突き飛ばすという行為が分岐点問題よりも、脳の中の共感性を司る部位を一層刺激する。

2つの命題には、一般的には感情を司る脳内の扁桃体と関連する部分が活動する。特に②では活発だ。しかしサイコパスの場合には、①でも②でもこの部位が活動することはなく、無反応だ。だから**罪悪感や共感を感じることなく、すぐさま功利性を重視した決断**ができる。

あなたならどう考えるだろうか?

A・5人の命 vs B・1人の命、どちらを選ぶ①

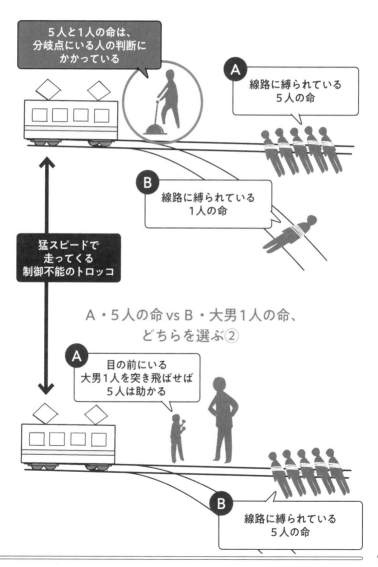

5人と1人の命は、分岐点にいる人の判断にかかっている

A 線路に縛られている5人の命

B 線路に縛られている1人の命

猛スピードで走ってくる制御不能のトロッコ

A・5人の命 vs B・大男1人の命、どちらを選ぶ②

A 目の前にいる大男1人を突き飛ばせば5人は助かる

B 線路に縛られている5人の命

サイコパスは自分を どう考えているのか

自覚の問題

自己弁護に長けている

では、サイコパス自身の気持ちはどうなのだろうか？ 彼らは、その ふるまいや行動に自覚的なのだろうか？

第2章で、サイコパスは、彼らの脳の部位に問題があるということ を説明した。彼らは良心や他者への共感を感じる部分が機能していない ので、まわりがどんな風に自分のことを思っていようとも、他者の評価 などは気にならないし、嘘をつくことも悪いとは感じることはない。

右ページのように、サイコパスにとって、**まわりの評価や気持ちは、 すべて真逆に考える**ことができる。

口が達者なサイコパスの場合には、自分にとって都合のいいかたちで 自己弁護ができ、相手を納得させることも可能だろう。

サイコパスだとは自覚しない

また、サイコパス傾向が高くても、反省や罪悪感などの感情もなく、 まわりに及ぼしている影響が理解できないため、自分がサイコパスであ るという自覚はない。

反社会的な行動や犯罪を犯すことがない限り、自分でサイコパスであ るかどうかについて悩んで、診断をするために病院を受診することはな い。反社会的な問題を起こしている場合は、まわりの家族が病院へ連れ てくるケースがほとんどだ。

つまり、自分がサイコパスであるかどうかを、人知れず悩んでいるよ うな状態であれば、かなりの高い確率でサイコパスではない、といえる だろう。

自覚しないことが、サイコパスのサイコパスたるゆえんだ。

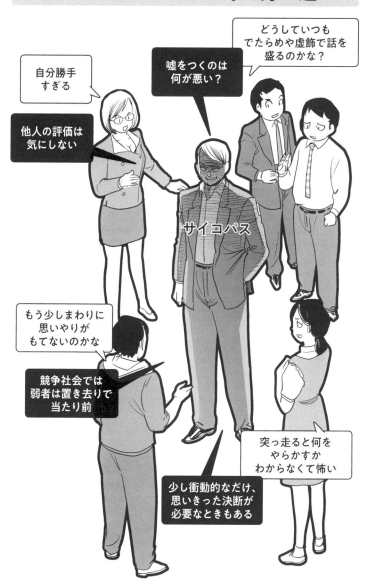

魅力はどこから生まれるのか？

誰もが魅了されてしまうサイコパス!?

受刑者だとわかっていても魅了される？

　英国 BBC 放送のドキュメンタリー『What Makes a Psychopathy?』を担当した女性ディレクターは、米国の刑務所内で、サイコパスと考えられる凶悪犯罪を行った受刑者数名にインタビューした。その中でも彼女が魅せられたのは、他の受刑者とはまったく違う、身だしなみがよくて礼儀正しい若い受刑者だった。彼は、百科事典並みの知識を披露し、将来の夢を話すのと同じように、犠牲者をどうやって襲ったのかを話し、自分は人の心が読めるといって初対面の彼女自身を分析してみせたという。目の前にいるまったく普通の青年、魅力的にさえ思える彼が、残虐な犯罪者であることを思い出して彼女は震撼したという。

　サイコパス傾向の高い受刑者は、刑務所内でも職員や医師に好印象を与えて魅了することがあると、他の研究者はいう。

異性はサイコパシーに魅力を感じがち

　カナダのブロック大学クリストファー・ブラジル氏らは、サイコパスが本当に人を魅了するのかどうかを、女性 108 名による評価実験で確かめた。実験では、あらかじめサイコパシー・社会的知性・性的放浪性（性に対して奔放な嗜好）の３つを測定した男性学生 46 名を集めて、女性とデートをさせる。被験者の女性達は、その男性達のデート映像を見て、好感度を評価する。

　実験結果では、**サイコパス傾向が高い男子学生ほど、外見にかかわらず女性から高い評価を得た**。また、サイコパス傾向が高い男性ほど、社会的知性と性的放浪性の度合いも高い傾向になることがわかった。しかし、彼らがなぜ人を魅了するのかという理由はいまだ不明だ。

サイコパスは人の心を操作する？

サイコパス傾向のある受刑者は、たとえ刑務所内でも、
職員や医師を誘惑して相手に好印象を与えたり魅了することがある

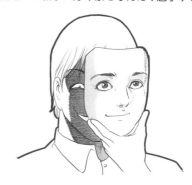

サイコパス傾向が高い男性ほど、社会的知性と性的放浪性の
度合いも高い傾向になるという実験報告

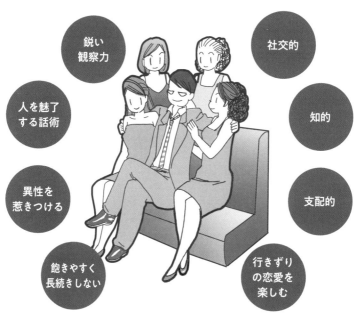

鋭い
観察力

社交的

人を魅了
する話術

知的

異性を
惹きつける

支配的

飽きやすく
長続きしない

行きずり
の恋愛を
楽しむ

サイコパスが疑われる歴史上の人物

ロンドンの 切り裂きジャック

　19世紀末、ロンドンで起こった連続猟奇殺人事件の犯人は「切り裂きジャック」として知られている。事件は1888年8月末から11月初旬までの約2カ月の間に起こり、犯人は5人の売春婦をバラバラに切り裂き、切り取った内臓を持ち帰るなどして惨殺した。また、署名入りの犯行予告を新聞社に送りつけた劇場犯罪型事件としても有名だ。自らを切り裂きジャックと名乗って犯行予告を行う大胆な行動や、最後の犠牲者が自分の部屋に犯人を招き入れていたことなど、冷静に残虐な犯行を遂行した点にサイコパシー性を感じさせる。事件は未解決で終わった。2002年、作家パトリシア・コーンウェルは、莫大な私費を投じて遺留品の最新科学捜査を行い、当時の容疑者のひとり、画家ウォルター・シッカートを真犯人と断言した。

　また2019年には、現場の遺留品ショールのDNA鑑定結果の論文が発表されるなど、130年以上前の未解決事件ながら、いまなお話題にのぼる衝撃的な事件であった。

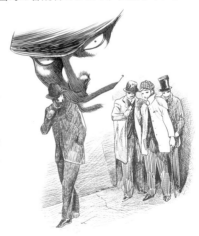

4

身近なサイコパス

凶悪犯罪を犯すサイコパスはわずかで、
身のまわりにサイコパス傾向の高い人がいる確率の方が高い。
職場の上司や同僚、友人がサイコパスの可能性もあるのだ。
本章では身近なサイコパスや毒親との違いについて説明する。

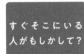
サイコパスは
身近に存在する

どんな場にもサイコパスがいる？

　サイコパスは、必ずしもシリアルキラーなどの凶悪犯罪者だけではない。実社会に適合した社会的なサイコパスがいるということは、これまでに説明してきた。

　自分たちの身のまわりに、何か違和感を感じる人はいないだろうか？表面的には魅力的に見えるのに、なぜかコロコロとまわりの友人が入れ替わっていく人。切れ者と評判の上司だが、うつ病や辞めていく部下が多い人。自分の利益になることのためには、誰彼構わず他人を意のままに使う人。いつも嘘をついて、平気な顔をしている人。

　多少の振れ幅はあるだろうが、社会やコミュニティの中で特化していたり問題を起こしがちだったりする人には、サイコパス傾向が高い可能性がある。

どこにでもいると考えて対処する

　どんなグループやコミュニティにも、サイコパス傾向の高い人がいる。そう考えて対人関係を進める方が、まったく予備知識なしに接するよりは、対処方法も考えやすいはずだ。

　また、過去を振り返ってみれば、いままでに出会った人の中にも、実はサイコパス傾向の高い人がいたかもしれない。理解に苦しむ体験や自分の対応が悪かったのではないかと、いまでもつらい過去を思い出して後悔する対人関係の経験があったならば、その相手はもしかするとサイコパスだったのかもしれない。

　それなら、きっとあなたが対抗できた可能性は低いだろう。そんな過去は忘れて、前に進むのがオススメだ。

社会の中に1%の割合で存在する 身近なサイコパス

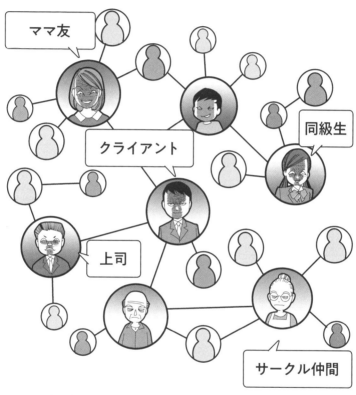

相手にしない！振り回されない！のが大切

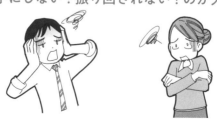

同じ部署にこん
な人がいるかも

会社の同僚が
サイコパスだったら?

他人を都合よく使うのがあたりまえ

会社の中には、サイコパス傾向の高い人が存在する可能性が高い。

自己アピールに長けていて、あなたの努力と成果を奪っても平気な顔をして出世する。弱みを握ったら、職場中にいいふらす。ミーティングで執拗に失敗を責め立てる。いつもうまく立ち回って、興味のない仕事は他の同僚に回す。こんな同僚はいないだろうか?

彼らは、チームワークが必要なプロジェクト型の仕事では能力を発揮しないばかりか、気まぐれに相手の意見を潰して、人の成果を独り占めにするなど、仕事をじゃますることが多い。気に入らない相手には高圧的な態度で接し、公然と相手を傷つけても平気だ。

しかし魅力的な外見や行動に惑わされて、崇拝者がいる場合もある。

サイコパスは営業職向き?

集中力が必要な丁寧な仕事には向いていないが、押しの強さが必要とされる営業職では、堂々として自信に溢れた態度と口八丁で相手を説得する能力に長けているため、新規顧客開拓などをどんどん進めていく場合もある。普通は相手の状況や態度に遠慮してしまうようなシーンでも、相手の気持ちを考えることのないサイコパスは、どんどん自分を押し通して進めていくことができるからだ。

群を抜いてメンタル面が強いため、それを武器にできる職種や部署であれば、彼らの能力を発揮して活躍できる。

不幸にも同じ部署の同僚がサイコパスだった場合には、なるべく距離を置いて、相手に振り回されないようにするしかない。彼らが態度を改めることはないのだから、正そうとするだけむだでしかない。

同僚にとっては振り回される相手

☐ チーム連携のプロジェクトの和を乱す	→	プレゼンテーションや営業が得意	
☐ 無責任で集中力が持続しない	→	一極集中型の仕事が得意	
☐ 情緒不安定で突然怒り出す	→	突然相手に親切になることも	
☐ チームワークを乱す	→	個人プレイがうまい	…など

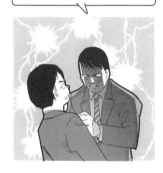

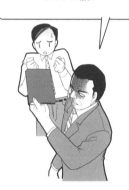

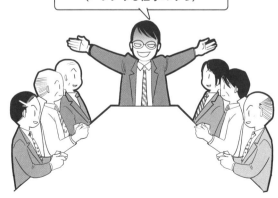

会社の上司がサイコパスだったら?

クラッシャー上司は部下を容赦なく利用

86 ページのサイコパス傾向の高い同僚は、そのまま出世して上司となるかもしれない。上司として、地位や権力を握ったときに、彼らは部下をゲームの駒のように自分のために利用する。使えない部下は容赦なく評価を下げて追放するだろう。相手よりも優位に立とうとするマウンティングをとり、自分の利益のために平気で人をだますが、そのことに良心の呵責もない。気に入らない相手には、理不尽ないびりや徹底した無視で精神的苦痛を与える。ときには相手が動揺する様子を楽しむために、弱みにつけこんでハラスメントを行うこともある。相手が困っている様子を見るのがおもしろくて追い詰める場合もある。失敗はすべて他人のせいにし、常に自分は安全で有利な位置にいる。

サイコパス上司は、部下を心身ともに消耗させ、会社に損失を負わせることもある危険な存在である。米国では企業版サイコパスチェックリストを用いて対応している企業もあるという（P.120 参照）。

適材適所で成功者サイコパスになることも

しかし、サイコパシー特性をうまく活用して、トップとして君臨する、成功者サイコパスタイプも存在する（第 6 章参照）。

理不尽な要求が、実はチームの生産性を高めている場合もあるのだ。

常識にとらわれないから革新的なアイデアをどんどん採用し、カリスマ性を備えて他者の心を支配する力が、ベンチャービジネスの CEO やイノベーターとしての資質にふさわしい場合もある。

悪いクラッシャー上司か成功者上司になるのかは、その人の気質や後天的な環境次第ということなのだろう。

サイコパス上司には危うい両面がある

☐	自分より地位が 低い立場の人間には高圧的	→ 地位が高い人にもひるまない
☐	指示が突然変わる	→ ひとつのことに固執しない
☐	情緒不安定で突然怒り出す	→ 突然相手に親切になることも
☐	相手が罪悪感を 感じて動くように支配する	→ 人を動かすのがうまい

…など

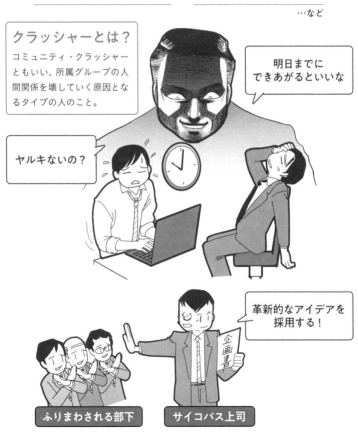

クラッシャーとは？
コミュニティ・クラッシャーともいい、所属グループの人間関係を壊していく原因となるタイプの人のこと。

明日までに
できあがるといいな

ヤルキないの？

革新的なアイデアを
採用する！

企画書

ふりまわされる部下　　　サイコパス上司

モンスタークライアントという存在

クライアントが サイコパスだったら?

モンスタークライアントとの恐怖の仕事

最近、モンスタークライアントという言葉をよく見かける。

モンスターペアレントと同義で、常識を欠いた理不尽な要求やクレームをつけて、仕事の取引相手を支配し、疲労させていく存在のことだ。

特に、モンスタークライアントが大手企業の担当者で、フリーランスの仕事相手や知名度の低い企業に対して仕事を発注する際に、仕事相手を格下と見なして扱うことから起こりやすい。発注した仕事に関して、的外れな細かい注文をつけたり、依頼内容や納期をコロコロ変えたりする。仕事の進行を妨げる行為を行いながら、すべてを相手の責任に転嫁して、後でクレーム問題に発展することも多い。

法的対処も辞さない、毅然とした態度を

モンスタークライアントがサイコパスである確率はかなり高い。

仕事を発注する相手を自分よりも下の地位とみなし、相手をコントロールすることに優越感や満足感を感じているのだ。

何でも意のままになる相手だとわかると、さらに理不尽な注文で相手を振り回す。他者に対する優越感によって突き動かされているので、仕事の発注相手には、何を言ってもやっても許されると考えている。

どれも、サイコパス傾向の高さと共通している。

この場合、仕事をしてみてから、相手がサイコパス気質なモンスタークライアントだとわかることがほとんどだ。気づいたらモンスタークライアントに振り回されている。

業務の場合は、会社の上司や弁護士を交えて、毅然とした法的対処を行うしか逃れる方法はないだろう。

モンスタークライアントの特徴

- ☐ 最初は、仕事がよくできる魅力的な人物に見える
- ☐ 理不尽な要求やクレームが多い
- ☐ 内容変更や納期変更を平気で求めてくる
- ☐ プロジェクトの場合、メンバーとのチームプレイができない
- ☐ 突然些細なことにキレる
- ☐ 時間にルーズ
- ☐ 言った内容がコロコロ変わる
- ☐ その場での変更が多くて仕事がなかなか終わらない

…など

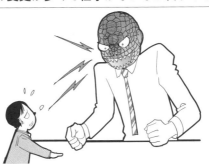

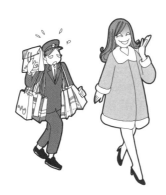

何時にできます？
寝なければ
できますよね？

お客様は神様だと
思っている
モラルハラスメントな
恫喝や脅迫
無理難題を突きつけてくる

ママ友グループ
の中に潜む危険

ママ友が
サイコパスだったら?

序列や排除、支配するママ友

　子育て中のママ同士で集まるグループ、ママ友との関係は、子育ての悩みを共有できる大切な場だ。しかしその中にサイコパス傾向の高いママ友がいると、そこは憩いの場ではなく、陰湿ないじめの場になる可能性がある。夫の職業や収入、子どもの学力による格差で、自分たちの序列をつけたがる。魅力的な外見で、ママ友仲間の中心的存在になり、他のママ友をコントロールする。自分の意のままにならない相手をグループ内で孤立させる。最初は仲良く付き合っていたのに、自分の思い通りにならなかったり、弱みをつかんだりしたとたん、突然仲間はずれにされることもある。こうした行動が顕著なママ友は、サイコパス傾向が高いタイプだといえる。

子ども同士が友達でも切り分けは必要

　サイコパシーなママ友は、グループ内に悪口を流して、相手がそこにいられない状況に追い込んでいく。まわりのママ友も、サイコパスの支配下にあるために反対意見をいうことはない。こうしたサイコパシーなママ友は、まわりの取り巻きがまた新たな排除やイジメに遭って、次々と付き合う相手を変えていくことも多い。

　このような状況では、相手から距離を置くしか対策はない。PTA などで、なかなか距離を置くことができない関係性もあるだろうが、「誰に嫌われてもいい！」という気持ちで、自分の信じる通りに行動することが大切だ。たとえ**子ども同士が友達であったとしても、「ママ友は自分の友達ではない」と自分の中で切り分けて考える**ことも、サイコパシーなママ友に振り回されないためにも必要なことだ。

ママ友グループ

表面的には仲良しグループに見えても、
サイコパシーなママ友がその場を仕切っている可能性が！

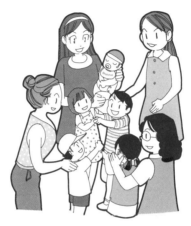

仲間の気持ちをコントロールして、
気に入らない相手は排除させる

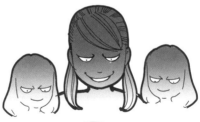

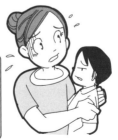

対 応

誰に嫌われてもいい！
という気持ちで、
自分の信じることを！

同級生がサイコパスだったら?

宿題を捨てても怒らせない、説得の天才?

　サイコパス研究で有名な心理学者ケヴィン・ダットンは、自分の一番古い友人がサイコパスだという。幼稚園時代からの古い付き合いの友人ジョニーは、高校時代に歴史の宿題のレポートをダットンから借りて丸写しして、借りたレポートは燃やしてゴミ箱に捨ててしまうということも平気でやってのけるなど、サイコパス的逸話が豊富だ。

　実際、ダットンが彼に一般人のサイコパス尺度を受けさせてみると、サイコパス得点が極度に高かったそうだ。彼には、他人に対してとんでもないことをしでかしても、相手を説得して納得させてしまうという天才的な能力があったのだ。

サイコパシーを補う能力を身につけさせる

　ダットンの同級生は、知能が高く、魅力的なカリスマ性を備え、社会に適合したサイコパスの特徴的な事例だ。

　しかし、学校の同級生に冷酷なサイコパスがいたら? 本や宿題を借りて返さないで平気でいる。友達を自分の手下のように利用する。しつこくつきまとってイジメや嫌がらせをする。そんなサイコパス傾向の高い友達がいたら、先生や親と協力して問題行動を指摘して理解させることで、サイコパシーを補う能力を身につけていくことは可能だ (P.72)。何度も同じことを繰り返すからと、まわりが放置してそのままにしておくと「佐世保女子校生殺害事件」(P.188) のようなことにもなりかねない。**子どものサイコパス傾向には、勝手な憶測でレッテルを貼ることなく、まわりの見守りや指導によって、反社会的行動にいたらないように社会性を備えさせるための指導が必須である。**

子どものサイコパスの特徴と対応

悪いことをして先生や親にとがめられて、
反省するふりをしてもまた同じことを繰り返す

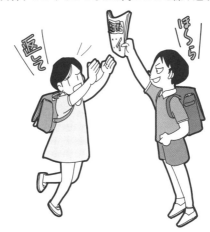

成長すると共に、サイコパス的な特徴を補う、
他の能力も身につけていく

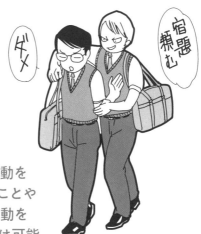

まわりが問題行動を
指摘して、悪いことや
社会に即した行動を
促していくことは可能

SNSフレンドが サイコパスだったら?

顔も名前も知らない相手は、さらに危険

ネットの荒らしは、サイコパス特性が顕著

さまざまなSNS（ソーシャル・ネットワーキング・サービス）が存在する昨今、不特定多数のSNSフレンドと仲よくなるのはいいが、顔や本名すら知らない相手に、必要以上の個人情報を与えてしまうのは問題だ。ネットに潜む不特定多数のサイコパスに、やすやすとつけ入る隙を与えるようなものだからだ。

カナダの研究者が、**ネットで荒し行為をするトロールと呼ばれる人々と、サイコパス・ナルシシズム（自己中心的タイプ）・マキャヴェリズム（手段を選ばず人を利用するタイプ）・サディズム（他者を苦しめたいタイプ）という3つのパーソナリティ「ダーク・テトラッド」の関係を調査したところ、トロールには、この3つのパーソナリティが顕著にあることがわかった。**

誹謗中傷や個人攻撃が楽しい

ネット上に潜むサイコパスは、攻撃や非難の書き込みで相手を貶めて優位に立つことに快感を得ている。また、周囲の反応に影響を受けやすい人間の性質を利用して相手を支配したり、相手の弱みや個人情報を探るなどのストーキング行為や、勝手に写真をばらまいたり脅迫に使うこともある。彼らは、ネット上で注目を浴びたり混乱を引き起こしたりすることにスリルを感じて楽しんでいるのだ。SNSで知り合った友達だったのに、突然機嫌を損ねて誹謗中傷を書き込まれる場合もある。

ネット上のサイコパスから荒し行為や誹謗中傷を書き込まれたら、相手にしないでブロックするか、SNSの運営元に報告するなどの、適切な対応を行いたい。

匿名世界だからサイコパス的攻撃をしやすい

相手の情報を得て、攻撃のチャンスをうかがっている

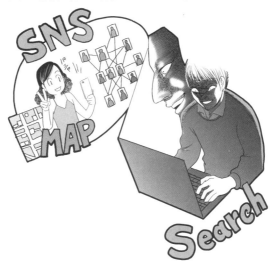

相手の弱みを見つけて攻撃するのが大好き

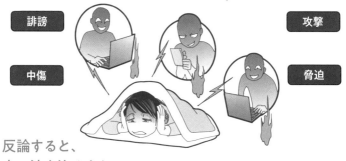

誹謗

中傷

攻撃

脅迫

反論すると、
火に油を注ぐように
炎上する結果に

サークルの紅一点がサイコパスだったら？

サークルクラッシャーと呼ばれる女性

サークルクラッシャーは女性に多い

クラッシャー上司と似たタイプに、サークルクラッシャーがいる。

これは、大学のサークル、職場の部署、趣味仲間、飲み仲間など、男性がほとんどのグループの中で、紅一点（またはそれに近い状態）の女性が、人間関係のトラブルを引き起こすものだ。昔はいわゆる「悪女」と呼ばれていた彼女たちは、きわめてサイコパス傾向が高いといえる。

彼女たちは、紅一点というポジションをうまく利用して、男性達からの注目と関心を集めることを楽しむ。

サイコパスは男性に多いが、サークルクラッシャーのように、サイコパス傾向の高い女性というのも存在するのだ。女性のサイコパスの場合は、相手の関心を引くために、可愛らしさや同情を武器にすることが多い。相手に取り入ったあとは、意のままに支配し、飽きたらすぐに捨ててしまう。

サークルクラッシャーは、同時に複数の男性と奔放に性的な関係を結ぶことが多く、このことでサークル内の男性は、お互いへの嫉妬で疑心暗鬼となり、人間関係が崩壊してしまう。

小さな世界で視野が狭くなっている状況

サークルクラッシャーの女性は、承認欲求が高く、男性からちやほやされる立場を利用して、その欲求を満たす。性に奔放で、刹那的に相手を求める。既婚・未婚、恋人の有無に関わらず、衝動的に関係を持つサークルクラッシャーが多い。

小さなサークルの世界の中では、視野が狭くなって、サークルクラッシャーの思惑に捕らわれやすい。これもまた距離を置くしかない。

女性のサイコパス

紅一点の立場を活かして、まわりの男性を翻弄する

アニメやマンガなどのオタクサークルの紅一点の存在を、
「オタサーの姫」などと呼ぶこともある。
これもまたサークルクラッシュの一種である。

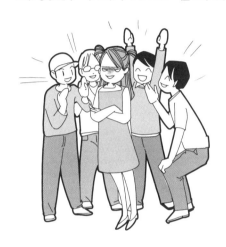

相手に飽きるのも早い
不特定多数との関係で翻弄することも

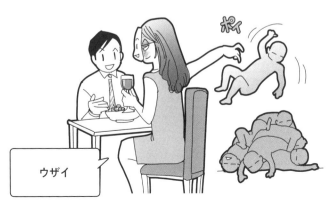

ウザイ

パートナーが
サイコパスだったら?

マイルドサイコパスは結婚生活もできる

　恋人や結婚相手など、パートナーがサイコパスであるという可能性も
ある。社会に適合したマイルドサイコパスは、ごく普通に子どもや家庭
生活を営むことができる。

　しかし、共感することがないため、家族に対しての愛情表現に欠け、
冷酷な態度をとる。見た目には良きパートナーとしてふるまうため、他
人からは、パートナーが自己中心的なサイコパスであることがわからな
い。平然と嘘をつき、その場限りの言い訳で取り繕ったり、口八丁手八
丁で相手を説得する手腕に長けているので、相手もなんとなく違和感を
感じていても納得させられるのだろう。

　自分の脳を調べてサイコパスだったことがわかった神経科学者の
ジェームス・ファロンも、高校時代の恋人と結婚し、3人の子どもに恵
まれて幸せな結婚生活を送っている。サイコパス傾向の振れ幅による
が、**暴力や反社会的な傾向のないサイコパスであれば、結婚生活の問題
は少ない**と思われる。

サイコパスは適切な相手を選ぶ

　マイルドなサイコパスであっても、子どもやパートナーへの情愛とい
う面で他者の心を思いやることができない、安定した関係を長期間継続
することが難しいという問題は考えられるだろう。しかし、サイコパス
であってもなくても、それは同じだ。サイコパスは、自分の言うことを
聞いてくれやすい、情感豊かな包容力のある相手をターゲットに選ぶこ
とが多い。ある意味では、サイコパスの得意な観察力で、自分を許容で
きる相手を選んでいるともいえる。

パートナー選びも生存戦略？

サイコパスは、
包容力のある相手を
パートナーに選ぶ傾向にある

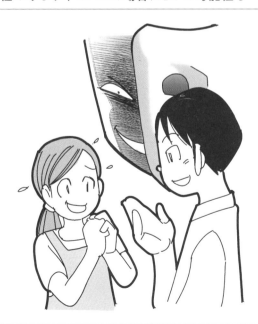

- ☐ 相手を思いやることができない

- ☐ 妊娠や育児に関心が薄い

- ☐ パートナーや子どもに対しての支配欲が強い

- ☐ 自己中心的で、パートナーを軽く見ている

- ☐ 約束を守らない、嘘をつく

- ☐ 暴力性のあるサイコパスの場合は DV の可能性も

特殊な親のもとに育つ子ども

親が サイコパスだったら?

家族を振り回すマイルドサイコパス

サイコパスが結婚して子どもを持った場合、子どもを自分の思うとおりに支配しようとすることもある。この点が毒親（P.104）と共通しているが、サイコパスの場合は自己愛を子どもに投影して執着している訳ではない点が根本的に異なる。

マイルドサイコパスは、たいていの場合、子どもへの共感性が欠落しているので、無関心であったり自己中心的な行動で、子どもや家族を振り回すことが多い。

マイルドサイコパスである脳神経学者ジェームス・ファロンは、妹と娘から、彼とは情緒的共感性や深い心の結びつきを受けられなかったと手紙を通して告げられた。また、ファロンは、孫息子を家族と待ち合わせたレストランに連れて行く約束をしておきながら、すっかり約束を忘れて孫を家に置き去りにしたまま1人でレストランに行ったこともあるという。サイコパスは、こうした自分勝手な行動で、家族の信頼や愛情を損ねていくのだ。

子どもへの無関心または支配

サイコパス傾向には、振り幅がある。反社会的なサイコパスは暴力をふるうが、知能の高い冷酷なサイコパス親は、精神的に子どもを追い詰めて、かわいそうな自分と身勝手な子どもという図式をつくりだすこともある。子どもが支配に従わざるをえない状況をつくりだすのが巧妙なのだ。

どちらにせよ、子どもへの無関心または支配は、成長期の子どもの心に大きな影響を与えることはまちがいない。

サイコパスな親は子どもに関心がない

- ☐ 子どもへの情愛がないので、育児に興味がない

- ☐ 自己中心的で、家族に対する思いやりがない

- ☐ 共感性が欠落しているので、周囲の家族を傷つける

- ☐ 利益優先の合理的な考え方で家族を振り回す

- ☐ 愛情不足で、子どもに大きな影響を与える

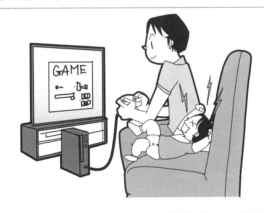

反社会的なサイコパスは、身体的暴力や暴言で
家族を振り回すことがある

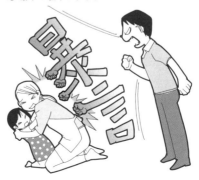

子どもに過干渉または無関心になる親たち

毒親・新種の毒親はサイコパスなのか?

過干渉や無関心で子どもの心を蝕む毒親

毒親とは、子どもの人生を支配し、害悪を及ぼす親のことである。カウンセラーのスーザン・フォワードの著書によって広まった言葉だが、心理学用語ではない。

毒親は子どもに対する過干渉や過度の無関心（育児放棄）があり、暴力や暴言によって子どもを支配し、多大な悪影響を与える。子どもは成長期に長年にわたって抑圧と虐待を行われ、愛情が与えられない、または暴力を振るわれるため、自己否定感が強く、他者への信頼度が低い人間に育つ。そのため、毒親に依存してしまい、親の支配から逃れられないという悪循環を起こす。毒親となるのは母親（vs 娘）が多いが、父親の場合もありうる。特に多いのは、母親と娘の関係性で、娘は摂食障害や抑うつ状態などの精神的障害が引き起こされる。

新種の毒親は、子どもの健康を奪う親である。むりやり食べさせて肥満体に育てる、歯科矯正をしないなど、故意に子どもの健康を奪ってコンプレックスを植え付ける行為に及ぶ。

毒親・新種の毒親は、サイコパスではない

支配欲の強い毒親がサイコパスかというと、そうではない。毒親は、子どもに自己愛と期待（または憎しみ）を重ねて、自分自身の一部として対象化し、過剰に干渉するか無関心となる。サイコパスは、自己愛は大きいが、他者である子どもへの愛着や期待がないので、支配欲はあるが過剰な執着は起こらないと思われる。子どもへの悪影響と言う点では共通する。しかし毒親によってネグレクトや虐待を受けていた子どもがサイコパスに育つ可能性は大いにある（P.72）。

毒親に育てられた子どもの問題

毒親の問題点

- [ ] 進学や友人関係に口を出して支配しようとする（過干渉）

- [ ] 「おまえなんか生まなければよかった」という
      言葉の暴力や実際に暴力をふるう

- [ ] 子どもを無視する

- [ ] 子どもの食事や世話をしない（育児放棄）

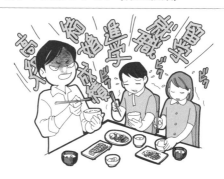

子どもの問題点

子どもは親を怖れて育つ／常に脅え親の機嫌をうかがう／
自己否定感が強くなる／摂食障害／うつ／引きこもり

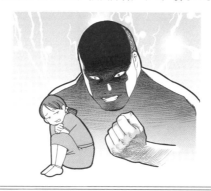

代理ミュンヒハウゼン症候群はサイコパス?

2つのタイプがあるニセ病の演技

　ミュンヒハウゼン症候群とは、虚偽性障害のひとつである。

　まわりの注目を浴びて同情をそそるために、虚偽の病気を装い、自分の体を傷つけ、次々と病院を渡り歩くドクターショッピングを続ける精神疾患だ。『ほらふき男爵の冒険』のモデルとなったミュンヒハウゼン男爵の名前をとって名付けられた。

　この疾患には、病気を装うために薬物や毒物を自ら服用・注入したり自分を傷つけたりするタイプ、自分の子どもや近親者などの自分の代理となる者に同様のことをして、病人に仕立て上げて周囲の関心を引こうとするタイプの2タイプがある。代理ミュンヒハウゼン症候群は後者のタイプだ。

自分が注目を得るために相手を支配・虐待

　代理ミュンヒハウゼン症候群は、母親が自分の子どもに対してや近親者が配偶者や要介護者に対して行うケースが多い。母親は、周囲の関心を自分に引き寄せて精神的満足感を得るため、配偶者や子どもを心身面で支配するために相手を傷つける。

　診断的には、境界性パーソナリティ障害であり、反社会性パーソナリティ障害の一種であるサイコパスとは異なる。

　ただ、表面的に思いやりのある献身的な人物を装おう点や相手の心を操る点などが、サイコパス的特徴と共通してみえるかもしれない。

　特に、きわめて献身的に演じている母親には、医師ですらだまされてしまい、病状を誤診したり必要のない治療や手術までさせてしまう。しかし、これも精神的疾患のひとつなのだ。

代理ミュンヒハウゼン症候群の母とその娘

はたして娘がサイコパスなのか？

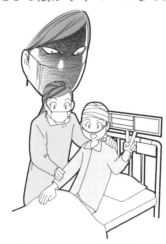

知的障害があり、筋ジストロフィーや白血病などの難病患者の娘ジプシー・ブランチャードと母親ディーディーは、2005年のハリケーン・カトリーナ災害で救助されたことから、メディアで注目された。シングルマザーが難病患者である娘を献身的に支えている姿に、全米から同情が注がれたのだ。しかしその10年後、母親ディーディーは娘の恋人に殺害された。その捜査で、母親が、生まれたときから健康な娘に毎日大量の薬を飲ませて、頭を剃り車いすに乗せ、手術まで受けさせて難病患者に仕立て上げていた事実が判明した。母親は代理ミュンヒハウゼン症候群であったと診断された。

このケースで恐ろしいのは、虐待され続けてきた娘ジプシーの行動だ。サイトで知り合った自閉症の恋人ゴドジョンに母親殺しを持ちかけ、ゴドジョンがジプシーの用意したナイフで17回も母親を刺し殺した後、2人は殺害現場の自宅でセックスを行ったという。

現在「刑務所でいままでにない自由を味わっている」というジプシーこそ、サイコパス傾向が高いとはいえないだろうか。

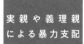

実親や義理親による暴力支配

DVや児童虐待は
サイコパスなのか?

暴力で相手を支配する

　ドメスティックバイオレンス（DV）もまた、サイコパスと症状が間違われやすい行動のひとつである。DVは、主に同居関係にある配偶者、内縁関係のパートナーの間で起こる家庭内暴力（身体的虐待、心理的虐待、性的虐待、社会的隔離、経済的暴力などを含む）である。

　DVの加害者は、被害者への異常な愛着やコントロール欲が強く、自己愛性パーソナリティ障害がみられる傾向にある。

　サイコパスと重なる部分があるが、良心が欠如して暴力行為に陥る訳ではなく、暴力を反省して後悔や謝罪する開放期（ハネムーン期）～緊張蓄積期～爆発期のサイクルが繰り返していることがDVの特徴だ。被害者が家庭内のことを隠そうとする心理から、潜在化しやすい。

DVと児童虐待は同時に行われていることも

　児童虐待は、親または保護者が児童に対して行う虐待で、身体的虐待、性的虐待、心理的虐待、ネグレクト（育児放棄）などが含まれる。

　加害者が父親や内縁関係者である場合には、同時に母親もDVを受けている場合が多い。DVを受けている母親は、加害者に対する恐怖から判断力や感情が麻痺して、子どもへの虐待を制止できないばかりか、虐待に加担してしまうケースも多々ある。

　DVも児童虐待も、子どもから安全で安心できる場を奪い、心身ともに多大な悪影響を与える。サイコパス研究では、こうした後天的な暴力的環境が、サイコパスを引き起こす大きな要因の1つでもあるとみなされており、後天的な環境改善がサイコパスの予防にもつながる可能性が高いと考えられる。

DV（ドメスティックバイオレンス）の特徴

身体的虐待、心理的虐待、性的虐待、
社会的隔離、経済的暴力、ネグレクト（育児放棄）

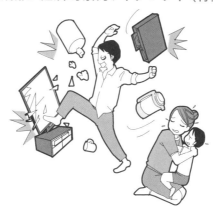

爆発期
怒りが爆発し、
激しい暴力を
ふるう

被害者
絶望感、無力感に
陥る

加害者の
DVサイクルは
繰り返される

緊張蓄積期
些細なことで
イライラし、
緊張が高まる

開放期
（ハネムーン期）
暴力を反省し、
突然優しくなる

被害者
相手の顔色をうかがって
脅える

被害者
相手のことをもう一度
信用しようとする

じわじわと心が蝕まれていく支配

支配する夫は
サイコパスなのか?

モラハラとダブルバインドによる支配

ドメスティックバイオレンス（DV）のひとつであるモラルハラスメントは、精神的な暴力や嫌がらせ行為のことを指す。最近はモラハラによって離婚する夫婦が増えている。

モラハラの特徴は、身体的な暴力行為と違って目に見えてわかるものではなく、加害者も一見優しそうにふるまうため、まわりからは気づきにくい。モラハラの加害者は、出会いのときは親切で優しそうな態度で近づき、相手の信頼が得られた結婚後など、自分のものになった段階で態度が豹変するのが特徴だ。

P.108で示したように、DVには繰り返しのサイクルがあり、開放期には加害者がいい人に見えてしまうため、このことが被害者を加害者から離れにくくしている。

加害者は、被害者に対して優しくなるポジティブな言動と暴力やネガティブな言動という、2つの矛盾したコミュニケーションで気持ちを縛る「ダブルバインド」で、被害者を混乱させて強いストレスを与える。ダブルバインドを受けている被害者は、ストレスを感じつつも、相手から逃げられない状況に陥っていく。

サイコパスとの違い

平気で嘘をつく、共感力が低い、自分を正当化して相手を納得させる、人格否定、恐怖と同情で相手を支配しようとするというように、モラハラもサイコパスの特徴と共通した部分が多い。

しかし、離婚訴訟になると、相手と別れるのをいやがったり、**相手に執着する傾向にある点でサイコパスとは異なる。**

DVの被害者が加害者から逃げられない理由

加害者によるダブルバインドの繰り返しで
洗脳されて、心が縛りつけられている

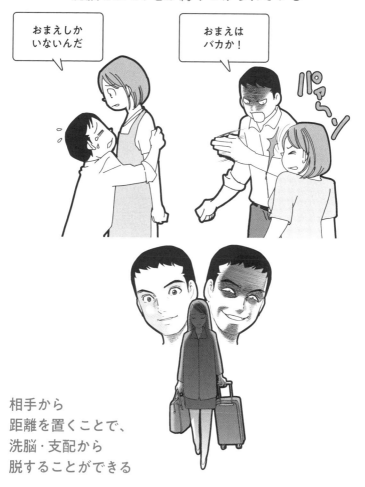

相手から
距離を置くことで、
洗脳・支配から
脱することができる

サイコパスが疑われる歴史上の人物

ヘンリー8世と
6人の妻たち

　16世紀の英国王ヘンリー8世は、6回結婚し（内2人の妻は処刑、2人の妻はむりやりに離婚）、国を二分する宗教改革を断行した王として有名だ。のちのエリザベス1世を生んだ侍女アン・ブーリンと結婚するために、前妻との離婚を認めないカソリック教会から離脱し、英国国教会を設立。しかしブーリンに飽きると、今度は彼女を姦通罪と近親相姦罪の罪で処刑。翌日には侍女のジェーン・シーモアと婚約するなどやりたい放題だった。

　心理学者ケヴィン・ダットンが歴代リーダーのサイコパス度を診断した結果では、ヘンリー8世は、1位のサダム・フセインに次いでサイコパス度が高いとされた。若いときには数カ国の語学に堪能で、芸術を愛するヘンリー8世だったが、馬上槍試合で大けがを負って以来、性格が激変したとも言われている。もしこれがサイコパスの原因となる脳の部位の損傷だったとしたら、その後の豹変ぶりの理由もわかるような気がするが詳細は不明だ。

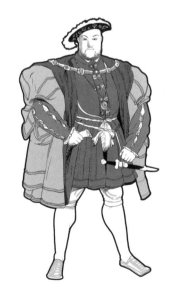

5

サイコパスを見抜く

凶悪犯でなくても、ごく身近にサイコパスがいる可能性は高い。
犯罪を犯さなくても、人間関係を搾取したり
あなたに不利益を与えたりするかもしれない。
社会に溶け込んだ社会的サイコパスを見分ける方法や、
彼らの特性について紹介する。

特徴的な外見は存在するのか?

サイコパスは見た目で判断できるのか?

顔が幅広い男性ほどサイコパス傾向が高い

サイコパスの外見上の特徴がわかれば、それをサインとして、隠れサイコパスを見抜くことができないだろうか。

ドイツのヨハン・ヴォルフガング・ゲーテ大学他の研究グループは、サイコパスの顔の特徴に関する研究発表を行った。実験では、大学生と少年院に収容されている男性被験者に対して、サイコパシー心理テストおよび彼らの顔の縦横の長さの比率を数値化。その結果は「**顔の幅が広い男性ほど、サイコパシー気質が高い傾向にある**」というものだった。

研究グループは、顔の幅広さには、思春期の男性ホルモン「テストステロン」の分泌量が関与しており、この男性ホルモンが脳内の扁桃体など、サイコパスの脳で異常が認められる部位にも影響を及ぼしている可能性があると指摘した。しかしこの**研究結果は、必ずしも「顔の幅が広い男性がすべてサイコパスだ」と断言するものではない。**

サイコパスほど感情を偽るのがうまい?

心理学者スティーヴン・ポーターは、サイコパスが本当に感情を偽るのがうまいのかについて実験した。実験では、被験者に感情を呼び起こす写真を見せて、正しい反応と嘘の反応両方の表情を 30 コマ／1 秒で撮影して、ほんの微小な瞬間だけ真実の感情が現れるという「マイクロ・エクスプレッション（微表情）」をふるいにかけて調べた。

実験結果では、サイコパス傾向が高い被験者ほど、幸せな写真を見て悲しそうなふりをしたり、悲しい写真を見て楽しそうなふりをしたり、感情を偽るのがはるかにうまかった。**やはりサイコパスの表情や外見的特徴といった、見た目で判断するのはかなり難しいといえるだろう。**

サイコパスの外見的特徴を探る

サイコパシー気質と顔の幅広さの相関関係

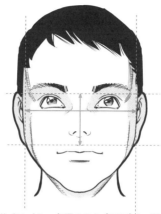

男性被験者に、サイコパシー心理テスト（PPI-R）と、顔の縦横の長さの比率を比較。

被験者の頬骨から頬骨までの長さを、上唇から瞼までの長さで割り、彼らの顔の幅広さを数値化した。

マイクロ・エクスプレッション（微表情）の研究

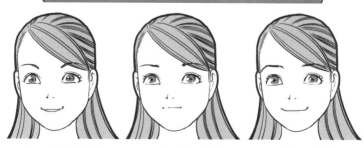

A：本当の笑顔　　　B：ふつうの表情　　　C：偽りの笑顔

マイクロ・エクスプレッションとは、ほとんどの人が裸眼では捉えられないコンマ数秒の瞬間に、反射的に漏れ出る、真の感情を露出したわずかな表情を指す。まばたき、眉や眼球の動き、口角の上下など、一瞬の表情の変化から、嘘や真意を探る分析方法。

あなたの身近に
いるかもしれない

隠れサイコパスは
見抜けるのか?

社会に溶け込む、隠れサイコパス

　犯罪や暴力行為などの反社会的行動を伴わず、社会生活にうまく適合した社会的サイコパス（マイルドサイコパスとも呼ぶ）は、私たちの身近に存在する可能性が高い。しかし、彼らはサイコパスであるという自覚すらなく社会の中に溶け込んでおり、誰がサイコパスなのかということは、第三者にはまったくわからない。

　さらに**サイコパスは、初対面では好感のもてる魅力的な人だと感じることが多く**、付き合いが深まってから、まるで人が変わったように本来のサイコパス的な性格を現し始める。まわりから尊敬を集めていたカリスマ的な人が、実はサイコパス傾向の高い人物だったと気づくまでには、その人との関わりが深くなるまではわからないことが多いのだ。

サイコパスは有能な心理学者のようなもの

　産業・組織心理学者であるポール・バビアクは、「**サイコパスはしばしば有能な心理学者のような印象を与えるが、彼らは単に人並み以上の観察力を持ち、まわりにいる人々を利用しようとしているだけだ**」という。その鋭い観察力を有効に利用して、常に利用できる人間を探し求めているのが、サイコパスなのだ。

　バビアクは、サイコパスの罠にはまらないためには、彼らの特性や行動パターンについてできる限り学び、サイコパスに関する知識を身につけ、サイコパスにつけいられそうな自分の感情面での弱点を知ることこそが重要だとアドバイスする。

　つまり、**サイコパスは見抜けない**。しかし、**サイコパスについて学ぶことこそが、自分を守る方法**だということだ。

社会に溶け込む
マイルドサイコパス

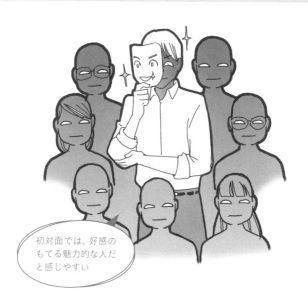

初対面では、好感のもてる魅力的な人だと感じやすい

隠れサイコパスは、反社会的行為をしなくても、他人を搾取の対象として、精神的に支配・虐待する可能性がある。

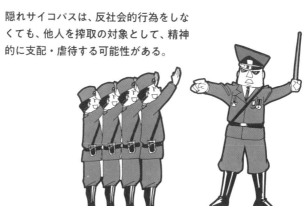

身近な隠れサ
イコパスの例

こんな人は
サイコパスかも

職場、学校などにいる隠れサイコパス

　社会に溶け込んでいる隠れサイコパスには、以下のようなサイコパス傾向が見られる。ひとつの特徴だけを取り上げれば、よくまわりにいる問題の多い人だが、全体に複数の要素を兼ね備えたサイコパシー特性の高い人であれば、職場、学校、コミュニティなどに、大きな影響を与えかねない。

☐ 外見や話しが魅力的で、ナルシシスティック

☐ 恐怖や不安、緊張を感じにくく、会議でも堂々としている

☐ 誰もがためらうことを平気で行い、勇気があるように見える

☐ お世辞がうまく、人ころがし

☐ 常に利用できる有力者を味方につける

☐ 常習的に嘘をつき、都合のいいように話を盛る

☐ 自分をよく見せようと、主張をコロコロ変える

☐ 誇大な自己評価、ビックマウス

☐ 飽きっぽい、物事を継続したり、最後までやり遂げることが苦手

☐ 傲慢で尊大であり、批判されても平然としている

☐ 付き合う人がすぐ変わり、付き合いがなくなった相手の悪口を言う

☐ 人当たりはいいが、他者に対する共感性は低い

☐ 必要のない人は、冷酷に切り捨てることができる

☐ 自分は決して間違っているといわない

☐ 必ず自分の都合がいいような状態にまで相手を説き伏せる

☐ 道徳や社会常識がない

☐ 無計画でいきあたりばったり

身近にいるかもしれない 隠れサイコパス

平気で他人を陥れるクラッシャー上司

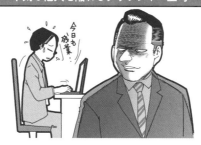

自分本位で人を利用するフリーライダー

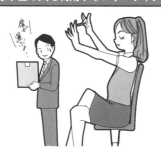

所属する組織やグループのルールに従わない

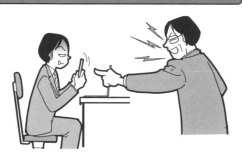

職場での サイコパス対処法

マイルドサイコパスを評定する仕組み

職場のサイコパスを見きわめるツール

サイコパス傾向が高い、**身近なサイコパスと出会う可能性が高いのは、実は職場だ**。サイコパスの発生率が一般社会では1％に過ぎないのに対して、**組織内の指導者的地位ではサイコパスは4％**になるという報告もある。

彼らは、仕事を嘘や偽りで固め、自分の出世のために他人を利用したり、失敗を他人のせいにしたりすることも平気だ。サイコパス社員は、企業の利益を犯罪すれすれのところで台無しにしたり、コンプライアンス違反、社員へのハラスメントでチームを崩壊させたりすることもある。企業では、社会的損失を及ぼさないためにも、採用時に社員がサイコパスかどうかを見極めることが重要だと考え始めている。

企業版サイコパシー・チェックリスト

最近では、採用や昇進面接などのシーンで職場のサイコパスを見極めるために、**企業版サイコパシー・チェックリスト「B-Scan 360（ビジネス・スキャン）」を用いている企業も増え始めている**という。

「B-Scan 360」は、「サイコパシー・チェックリスト」を考案したロバート・D・ヘアと、産業・組織心理学者ポール・バビアクの2人が開発したものだ。これは、「サイコパシー・チェックリスト」の4因子と20項目を企業用に編集したもので、自分で自分を評価する「自己評価バージョン」と、他者が評価する「観察者評価バージョン」の2種類が用意されている。バビアクは、これらツールをうまく使って、組織内の複数の部門や担当者によって詳細に検証することで、サイコパシー特性の高い社員を適切な部署に配置するなどの活用ができるという。

企業版サイコパシー・チェックリスト

B-Scan 360（ビジネス・スキャン）

「サイコパシー・チェックリスト」をベースに、
企業で使うことを目的に開発されたツール。
論理的なビジネスに関連する行動、態度、判断に関する
情報を引き出すように設計されている。

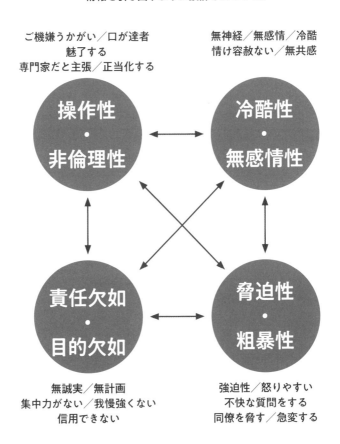

ご機嫌うかがい／口が達者
魅了する
専門家だと主張／正当化する

無神経／無感情／冷酷
情け容赦ない／無共感

操作性
・
非倫理性

冷酷性
・
無感情性

責任欠如
・
目的欠如

脅迫性
・
粗暴性

無誠実／無計画
集中力がない／我慢強くない
信用できない

強迫性／怒りやすい
不快な質問をする
同僚を脅す／急変する

※ Factor Structure of the B-Scan 360: A Measure ofCorporate Psychopathy Cynthia Mathieu, Robert D. Hare, Daniel N. Jones, Paul Babiak, and Craig S. Neumann Online First Publication, July 9, 2012. doi: 10.1037/a0029262

自分の身を
守るために

サイコパスを
避ける方法

自分の情報を与えない、距離を置く

では、社会生活の中でサイコパスを避ける方法はあるのだろうか？

まず、本人にサイコパシーの自覚がないのだから、まわりが相手をサイコパスと認識して、危険を察知するのはかなり難しいと思われる。

結局のところ、「この人はサイコパス傾向が高い」と少しでも自分が感じたら、**可能な限り距離を置いて関わらないようにすることしか自衛策はない**だろう。意のままに操ることができないタイプだとわかったら、相手も自分から離れていくはずだ。

職場や学校などでサイコパスが疑われる相手がいると感じた場合には、なるべく**自分に関する情報を不用意に詳しく与えない**ようにして、**弱みを握られない**ようにするなどの自衛策を講じるようにしたい。

自分が悪いと思わない

一般的にサイコパスに対峙するとき、相手から頼まれたことを断ると「相手やまわりの人はどう思うだろう」「自分の方が狭量で性格が悪いのではないか」と、人は常に自分を反省してしまう傾向がある。また、相手の悪意を自分の勘ちがいなのではないかと、まず自分を責めることも多い。これは、あなたがサイコパスではなく、良心や共感力がある証拠でもあるし、あなたがそう思うようにサイコパスにうまく仕向けられている可能性もある。**何かあっても、自分が悪いと思い込まないようにすることも大切**だ。

サイコパスによる悪意のもめごとや、精神的に辛い状況に追い込まれることを避けるためには、**相手の話を鵜呑みにしない、相手にしない、積極的に相手やそのグループから距離を置く**ことが重要だ。

NO という勇気を持って接する

職場で、仕事や残業を押しつける同僚

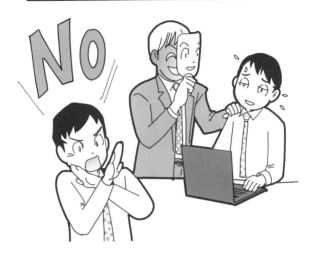

いつも借金や無理な頼みごとをする恋人や友人

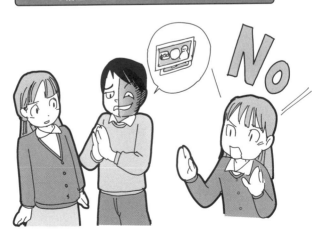

サイコパスが疑われる歴史上の人物

延暦寺を焼き払った織田信長

　織田信長は、サイコパス傾向が高いと考えられる。一向一揆の男女数万人とも伝えられる虐殺、比叡山延暦寺の焼き討ちによる僧兵・学僧・児童にいたるまで数千人の人々の殺戮、敵である浅井久政・長政父子と朝倉義景の首を討ち取ったあとにその首を漆で固めて金銀箔で彩色して酒宴の肴として飾らせた逸話など、信長のサイコパス的残虐性を語るエピソードは数多い。

　また、楽市楽座などの経済政策の断行、「天下布武」を目指した手段を選ばない革新的な行動、宣教師フロイスが「信長は自分を神格化しようとした」と報告している点など、サイコパスの特性に共通した、他者の評価を気にしない・一極集中・非凡さ・カリスマ性・大胆さが見られる。戦国時代という時代背景から残虐な行為ばかりが目立つ織田信長だが、宗教や慣習の壁を打ち破った彼の革新性は、現代であればカリスマ的な企業の創始者や成功者サイコパスとして活躍していたかもしれない。

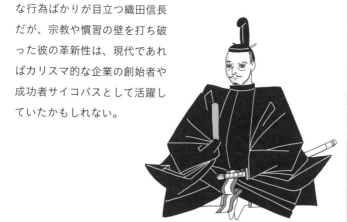

6

成功者サイコパス
から学ぶこと

サイコパスは犯罪者と捉えられがちだが、実際それはごくわずかだ。
社会に適合して、その能力を活かせる場面があれば、
彼らは際だった成功を収めることができる。
ここでは、社会で活躍する成功者サイコパスの例を紹介する。

社会に適合す
るとその能力は
メリットとなる

成功者サイコパスとは?

サイコパスの特徴は裏返せばメリット

　サイコパシー傾向が強くても、反社会的行動や犯罪行為にいたらず、その特性を活かせる職業や活躍できるフィールドがあれば、彼らの特質は豊かな才能となりうる。

　共感力が欠如している、冷酷であるというサイコパスの特徴は、たとえば、客観的な分析や私的感情を持ち込まない決断が望まれる場面では、大きなメリットになりうるからだ。サイコパスの特徴を、社会で成功させるために裏返せば、以下の点がメリットとなる。

　□冷静で感情を抑制できる（冷酷で非情）
　□今の瞬間に集中できる（飽きやすい）
　□勇敢で恐怖を感じない（恐怖を感じない）
　□不安や抑うつなどの逆境に強い（不安を感じない）
　□口が達者で説得力がある（人をだますことができる）

　これらメリットが必要とされる職業やフィールドであれば、彼らは成功者サイコパスとして活躍できるし、実際活躍している人々がいる。

サイコパスのボタン

　実際、サイコパスと、そうでない人の明確な区分はない、というのが、心理学者ケヴィン・ダットンの意見だ。誰もが、大なり小なりサイコパス的特徴を持ち得る。問題は、そのサイコパスの特徴を、必要な場面に応じて少し大きくすることができるかどうかということだ。それは、テレビのボリュームを大きくしたり小さくしたりするのと似ている。自分たちの能力を、反社会的な方向ではなく、正しくコントロールできているサイコパスこそが、成功者サイコパスなのではないだろうか。

代表的な成功者サイコパス

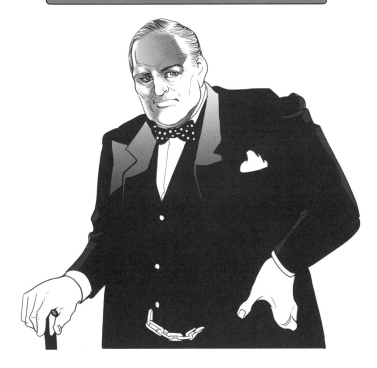

サイコパス度が高い歴史上の人物と考えられるのは、英国首相チャーチルだ。戦時中にチャーチルが命じた、おとり作戦やゲリラ戦といった派手で無謀な作戦の数々には、人命を尊重する英国参謀総長や米軍からの批判が多かった。チャーチルは、人の命をなんとも思っていない、戦争を騎士道的ゲームと捉えているという者もいた。しかしこれは、難しい局面で決断を迫られたときに、感情を抑えて判断できたということでもある。またチャーチルは演説で人を魅了する術も心得ていた。

チャーチルは、第一次世界大戦中から第二次世界大戦、戦後の冷戦時代にかけて、英国のリーダーとして活躍した、歴史上最も偉大な英国人として評価されているのは間違いない。

サイコパスが多い職業トップ10

社会的地位の高い職業で活躍

心理学者ケヴィン・ダットンが英国の労働者を対象に実施したサイコパス的特質の調査によると、サイコパス度が高い／低い職業トップ10は次ページのようなランキングとなった。

サイコパス度が高い職業のベスト5は、①企業の最高経営責任者（CEO）②弁護士③報道関係④セールス⑤外科医。企業のCEOは、自分を優れた存在に見せるためにわざと混乱状態をつくりだすといわれている。どんな状況でも冷静で情に流されない判断ができ、カリスマ性を備えている彼らは、まわりの人間を操りながら出世していく術を、生まれながらにマスターしているといえる。

弁護士や報道関係者、外科医は、感情を切り離してその職務にあたらなければいけないシーンが必ずある。特に外科医は、自分のメスが患者の生死を握る局面に常に晒されている。外科医に本当にサイコパスが多いのかどうか英国医師会で調査した結果では、一般的な病院の外科医は、一般の人よりもサイコパス度のスコアが高かったという。シェフは、キッチンがカオス状態にあるほど冷静に活躍できるということだろうか。これらの職業ほど、サイコパス度の高い人々の適性にあっていて、その業界では活躍できるということだ。

共感や継続力が必要な職業には向かない

逆に**サイコパス度が低い職業は、①介護士②看護士③療法士④職人⑤美容師／スタイリスト**という、人の世話や手助けをする仕事だ。これら職業は共感性が必要なため、サイコパスには不向きな職業だ。会計士という、継続した力が要求される仕事も向かないようだ。

サイコパス度が高い職業と低い職業（英国）

サイコパス度が高い職業	サイコパス度が低い職業
①企業の最高経営責任者 (CEO)	①介護士
②弁護士	②看護士
③報道関係（テレビ／ラジオ）	③療法士
④セールス	④職人
⑤外科医	⑤美容師／スタイリスト
⑥ジャーナリスト	⑥慈善活動家
⑦警察官	⑦教師
⑧聖職者	⑧クリエイティブアーティスト
⑨シェフ	⑨内科医
⑩公務員	⑩会計士

ケヴィン・ダットン『サイコパス秘められた能力』より

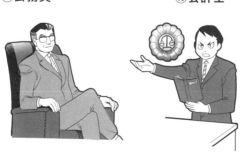

なぜ、サイコパスが成功者になれたのか

スキル×人格＝専門職のベストマッチング

　心理学者ケヴィン・ダットンは、どんな専門職でも、その仕事のための「スキル」と、スキルを運用するための「人格」の2つが必要だという。「人格」としては、必要なときにリスクをとる決断力、緊急時に重要な問題に対する集中力、失敗してもすぐ回復できるメンタルの強さなどがあげられる。これらが揃ったときに初めて、その専門分野で成功することができるのだ。

　前ページで紹介した**サイコパス度が高い職業**を見ても、その専門分野の「スキル」がなければ、成功することはできない職業ばかりだ。「スキル」と、サイコパス特有の「人格」がベストマッチングになったときに、彼らはそのフィールドで成功することができたのだといえる。

サイコパス度が高いと有利になる職種

　サイコパスの特徴が才能になり得る業種は、現代特有の職業が多い。

　常に急激な変化が起こる金融業界や政財界、吸収合併や再編成が行われることの多い現代の企業のCEO、命に関わる決断や責任を常に課される外科医や弁護士、特殊部隊。

　これら特殊な分野では、高い集中力、感情や怖れにとらわれない合理的な決断力と行動力といった、サイコパスの特徴こそが有利に働く。

　実際、サイコパスは、常人であればメンタル的にやられてしまいそうな、激しい変化のあるこれら状況にもたやすく対応できる。刺激やスリルを求めるサイコパスの性質にはぴったりともいえるフィールドだ。

　メンタルの強さが求められる職種にこそ、サイコパスの特性が生かされ、成功して生き残ることができるのだといえる。

社会的成功者

専門職

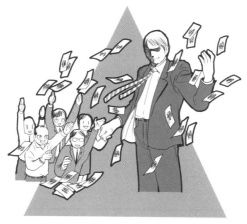

スキル　　×　　人格

その職種で必要とされる
専門技術や知識

必要なときにリスクをと
る決断力、緊急時に重要
な問題に対する集中力、
失敗してもすぐ回復でき
るメンタルの強さなど

サイコパス度が高いと有利になる職種

金融業界	外科医
特殊部隊	政財界
弁護士	CEO

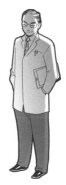

社会で成功
するために

サイコパスから
学ぶべき能力

「7つの決定的勝因」

ケヴィン・ダットンは、サイコパスが社会で成功するためには、「7つの決定的勝因」が重要だという。

- ・非情さ
- ・魅力
- ・一点集中力
- ・精神の強じんさ
- ・恐怖心の欠如
- ・マインドフルネス（P.134）
- ・行動力

これら7つはサイコパスの中核を成すもので、しかるべき状況で正しく、それぞれの能力を用いれば、成功者サイコパスとして最強の力になる。問題はそのさじ加減なのだ。ときとして、その能力が極端になれば、犯罪という負の方向に振れていく。知性の高い成功者サイコパスは、社会の中で、これら自分の能力をうまくコントロールすることができているのだ（まわりの人間を振り回すことが多々あっても、だ）。

状況に応じて身につける

一般の人々もまた、必要とされる状況に応じて、サイコパスの7つの能力を意識的に活用するようにすれば、さまざまな局面が打開できることがあるかもしれない。他者に共感しすぎて遠慮がちな人は、ときには冷酷な非情さを身につけて行動することも必要だ。

自分自身のスキルを最大限に活用して、欲するものを手にしようとするサイコパスの積極性は、状況に応じてうまく身につけたいものだ。

サイコパスから学ぶ７つの能力

成功者サイコパスから学ぶべき能力

・非情さ

私情をまじえず客観的で合理的な判断を下せる

・魅力

人を惹きつける魅力

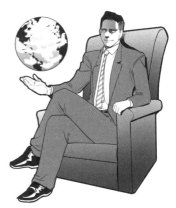

・一点集中力

ここぞというときの集中力

・精神の強じんさ

まわりの批判に負けないメンタルの強さ

・恐怖心の欠如

リスクをとるような勇敢な決断ができる

・マインドフルネス

余計な情報に邪魔されずに、いまこの瞬間に集中力を高める心の持ち方

・行動力

先延ばしにすることなくすぐ行動に移せる実行力

いまを生きる、集中力を得る方法

マインドフルネス

サイコパスに学ぶマインドフルネス

一般の人も、サイコパスのよい面から学べることはある。

最近注目されているマインドフルネスは、**いまこの瞬間に意識を向けることで脳を休めようという、きわめて現代的な瞑想方法の1つ**だ。

情報の渦の中に生きる現代人は、常に余計な情報にとらわれて、起こってもいないことに心を悩ませていることが多い。

マインドフルネスは、意識的にすべての余計な情報を遮断して、いま現在に意識を向け、脳を休めることで、集中力の向上・ストレスの低減・自己統制力の向上・心身への意識の変化・受容する心を育成するなどの効果をあげる。

一般の人々がマインドフルネスによって得られることは、実はサイコパスには、すでに自然に身についた能力でもある。彼らは、いま現在のことにしか集中しない。その特性は、犯罪者サイコパスの場合には、その場限りのことしか考えない暴力行為や犯罪に直結する場合もあるが、成功者サイコパスの場合には、いま現在に極度に集中する力がビジネスのさまざまな局面で有利に働いているのだ。

集中力を得る

マインドフルネスで得られる脳の働きは、実際サイコパスの脳の働きとよく似ている。

サイコパス的マインドフルネスの場合には、自分の利益になることを得るために、その瞬間に極端に集中するという違いはあるが、一般の人の場合は、脳の扁桃体の過剰な活動が低下して情動に支配されにくくなり、注意力を制御する前帯状皮質を活性化することができるのだ。

マインドフルネスで集中力を磨く

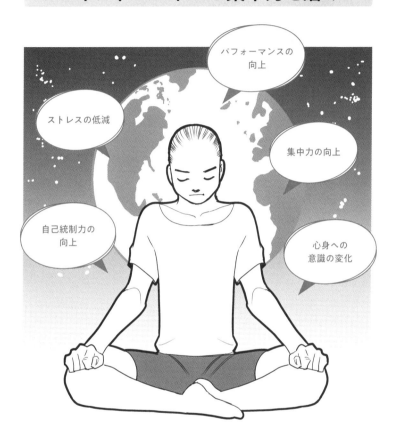

マインドフルネスとは、いまこの瞬間に意識を集中させよう とするもの。常に、過去や未来のことを考えてしまう脳を、 いま現在に集中させる力を養わせる。

マインドフルネスは、サイコパスには自然と備わっている、 いまこのときだけに集中するという意識の持ち方と同一のも のだ。実際マインドフルネスを実行すると、脳の扁桃体の過 剰な活動が低下して情動に支配されにくくなり、注意力を制 御する前帯状皮質を活性化することができるという。

戦場という
フィールドで戦う

代表的な
英雄サイコパス

「戦士の遺伝子」を持つサイコパス

サイコパス度が高いほど有利になるのは、戦場という命のかかった危険なフィールドだ。

戦場でためらいなく敵を殺せる兵士は、100人に1人くらいだと言われている。常に命の危険にさらされている過酷な状況で敵味方の悲惨な惨状を体験していれば、普通に考えてPTSD（心的外傷後ストレス障害）に陥るのは当たり前の反応だ。

しかし、その中で恐怖にたじろぐことなく、勝利という目的を果たすための任務を冷静に遂行する、英雄と呼ばれる人々の中に英雄サイコパスがいることも確かだ。

大昔から存在したと考えられるサイコパスの遺伝子は、攻撃性が高く好戦的な特性を持った「戦士の遺伝子」（P.48）とも呼ばれている。「戦士の遺伝子」を持つ者は、過酷な争いの多かった近代以前には、恐れ知らずで自分が欲する勝利のために戦う英雄サイコパスの兵士として欠かせない存在だった。だからこそサイコパスの遺伝子は、人口に占める数は少なくても、現代にまで脈々と続いているのだろう。

現代の戦場で活躍する英雄サイコパス

現代でも、兵士の中でも精鋭を集めたSAS（英国特殊空挺部隊）や米国の特殊作戦部隊で活躍する英雄サイコパスは存在する。

特別な訓練で鍛えられた彼らは、どんな状況の中でも冷静に判断し、敵を倒すことに罪悪感や共感を抱くことはなく、任務を遂行する。リスキーな作戦や爆発物の取り扱いという恐怖との背中合わせの場で活躍する彼らもまた、その特性を役立てている英雄サイコパスなのだ。

危険を顧みない戦争の英雄たち

SASのアンディ・マクナブ

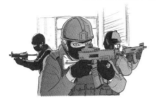

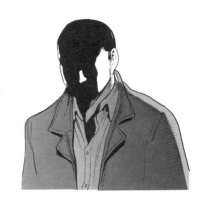

アンディ・マクナブは、湾岸戦争中、SAS
の軍曹として、イラク軍のスカッドミサ
イルを破壊する任務に就いた軍人。エ
セックス大学での、戦場の残虐な映像を
前にしての脳科学実験では、脳波・心拍
数・皮膚電気反応ともにレベルが低下し
て、すべての感情を排除した。一般の
人々だと、動揺してすべての計測値が急
上昇するものだ。SASの訓練の賜物なの
か、彼がサイコパスなのかは不明だ。

盲目の兵士詩人トム・スケイヒル

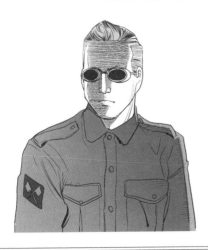

第一次世界大戦で兵士トム・スケイヒル
は、足元の爆弾の爆発によって失明し、
戦争の英雄として帰還した。戦地から
戻った彼は、戦争体験を綴った詩を自国
オーストラリアや米国で朗読する「盲目
の兵士詩人」として有名になった。米国
では、ルーズベルト大統領に歓迎される
ほどの有名な帰還兵となった。米国で治
療を受けて、彼の失明は回復したという。
スケイヒルの伝記作家は、彼の盲目は戦
闘から逃げるための嘘だったのではない
かとも書いているが、その真相は定かで
はない。

誰もが納得する　代表的な社会的成功者サイコパス

企業幹部、投資家や金融業

　投資家や金融業などの分野で著しい成果を上げている成功者には、サイコパスが多い。サイコパス傾向が高い人と、そうでない人のギャンブルゲームの実験では、感情機能が正常な人々はゲームが進むにつれてそれまでに勝ち取った分を失うまいと守りに入る。しかし、サイコパス傾向が高い人々は、感情の抑制がなく見返りを求めて集中するため、儲けが膨れ上がる傾向にあった。もちろん彼らの特性は、実際の社会では大失敗を招きかねない結果ともなる諸刃の剣である。

　しかし**莫大な金額のやりとりを行う投資家や金融の世界では、サイコパスの極度の集中力や判断力が適正に働けば、超一流の投資家として最も成功できる。**また、どんなに大損をしても後悔したり反省したりすることのない強いメンタルは、プレッシャーに左右されない大胆な資産運用を可能とする。

シリコンバレーの起業家

　ロバート・ヘアが、全米の200人以上の企業経営陣にサイコパシーチェックを実施し、一般人と企業幹部のサイコパス的特性の割合を調査した結果では、経営陣の方がサイコパス度が高いことがわかった。また、カリスマ性、プレゼンテーション力、独創性などの社内評価も高かった。ヘアによると、企業の方がサイコパス的な成功者が多いという。

　特にシリコンバレーの起業家に求められる気質は、変化に興奮を覚え、常にスリルを求めている、杓子定規なルールを重視しない、自由な社風に馴染みやすいというサイコパスの性質と合致している。**サイコパスの特性がポジティブな方向へ働けば彼らは世界的な成功者にもなる。**

社会的成功者サイコパス

メンタルの強さが要求される
投資家や金融業

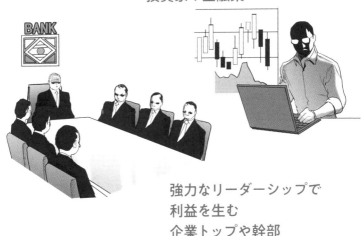

強力なリーダーシップで
利益を生む
企業トップや幹部

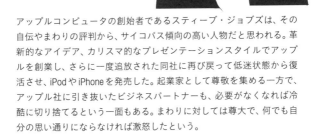

スティーブ・ジョブズ

アップル社　創業者

アップルコンピュータの創始者であるスティーブ・ジョブズは、その
自伝やまわりの評判から、サイコパス傾向の高い人物だと思われる。革
新的なアイデア、カリスマ的なプレゼンテーションスタイルでアップ
ルを創業し、さらに一度追放された同社に再び戻って低迷状態から復
活させ、iPodやiPhoneを発売した。起業家として尊敬を集める一方で、
アップル社に引き抜いたビジネスパートナーも、必要がなくなれば冷
酷に切り捨てるという一面もある。まわりに対しては尊大で、何でも自
分の思い通りにならなければ激怒したという。

なぜサイコパスが存在するのか

人類の危険な挑戦を担ってきた?

「戦士の遺伝子」は何のためにあるのか

人類がこれまでの進化で選択してきた社会集団として生きる方法論の中では、一部のサイコパスの存在は社会集団を乱すじゃまな因子になりかねない。にも関わらず、一定数の少数のサイコパスの遺伝子は、現代までに脈々と続く。サイコパスの遺伝子でわかっているものは、モノアミン酸化酵素 A を生成する MAOA 遺伝子に欠陥がある「戦士の遺伝子」(P.48) というもので、これは攻撃性の高い好戦的な遺伝子だ。もちろんこの遺伝子を持っていても、環境や他の要因との関係が複雑に絡み合わなければ、すぐにサイコパスになるというものではない。しかし、この遺伝子は、サイコパスに関連するものとしてはっきりとわかっている、いまのところ唯一のものだ。では、サイコパスをつくりだすこの遺伝子は、何のためにあるのだろう?

これまでに人類が行ってきた戦いと挑戦

人類の歴史は、戦いの歴史である。古代、中世、近代にいたるまで、領土を拡大するために、数々の民族が戦いを繰り返してきた。

大航海時代には、海へ乗り出し、さらに未知の土地の発見を目指して略奪と搾取を行った。海を手にした人類は、南極点にいたるまで地球上のあらゆる場所を冒険し、いまや宇宙へと、その手を伸ばしている。

これらの命を脅かす危険な挑戦は、常に新しいスリルと興奮を求め、恐れ知らずで大胆な行動をとるサイコパスの存在がなければ成立しなかったのではないだろうか。**サイコパスの「戦士の遺伝子」は、人類が領土を拡大して、未知のものや新たなことへ挑戦するためになくてはならない因子の 1 つだったのかもしれない。**

人類の歴史

ゲルマン民族の大移動

領土拡大

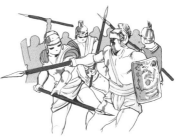

大航海時代

略奪と搾取

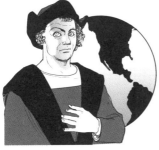

アムンゼンの南極点遠征

冒険と探検

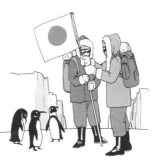

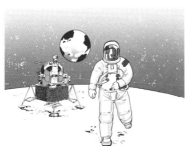

アポロ月面着陸

宇宙へ

サイコパスが疑われる歴史上の人物

ヒトラーと
死の天使メンゲレ

　心理学者ケヴィン・ダットンが発表した、歴史上の指導者からサイコパス傾向の高い人物をランキングするリストの第4位は、アドルフ・ヒトラーだった。ユダヤ人の大量虐殺ホロコーストを起こしたヒトラーがサイコパスであることは誰の目にも明らかだ。しかも彼1人ではなく、そこに加担する多くのサイコパス―ナチス親衛隊を操って大量虐殺を生み出した。アドルフ・アイヒマンは、ユダヤ人の大量移送を指揮し、ホロコーストに関与した。強制収容所では、ガス殺、銃殺、拷問、飢餓、病気によって推定600万人の犠牲者を出した。

　また、「死の天使」と呼ばれたナチスの医師ヨーゼフ・メンゲレは、収容所で残虐な人体実験を行った。彼は囚人をモルモットと呼び、特に双子への興味から、人為的に結合双生児を作る手術や部位の切断、性器の転換など、残虐な外科手術を行い、実験にかけられた約3,000人の双子のうち、生き延びたのはわずか180人だった。

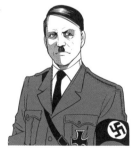

アドルフ・ヒトラー

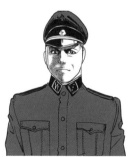

ヨーゼフ・メンゲレ

7

犯罪心理学から
見たサイコパス

犯罪者の心理を把握して、予防や捜査に役立てるために
犯罪心理学は誕生した。では犯罪心理学は、
犯罪者サイコパスをどのように考えているのだろうか。

犯罪者の心理を
知るための学問 # 犯罪心理学とは

犯罪はなぜ起こるのか

　犯罪心理学は、犯罪および犯罪者について研究する心理学のひとつだ。犯行の動機や心理、犯罪者の心理的特性や環境による要因、疾患と犯罪との関連などを解明して、犯罪捜査やその予防、治療、更生に役立てることを目的としている。

　計画犯罪などを除くと、一般的な犯罪では、犯罪者は自分がこれから犯罪を犯すのだと意識的であることは少ない。激しい情動や口論などによって、犯人ははからずも暴力行為や殺人行為にいたってしまうことが多い。また、被害者も、犯人の家族や友人、知り合いといった、何らかの関係のある人々の場合がほとんどだろう。ほとんどの犯人は、自分が犯した罪におののき、反省や後悔、恐怖で脅えるといった反応を示す。また、逮捕後は、ほとんどの犯罪者が二度と同じ罪を犯すことは少ない。

サイコパス犯罪者の心の闇を研究

　しかし、サイコパス犯罪者の場合には、これら一般的な犯罪傾向とはまったく異なった尺度で彼らの心理を考える必要がある。

　快楽目的の連続殺人を起こすサイコパス犯罪者の場合には、いわば中毒ともいえる特殊な状況下にあるため、その特殊な心理やパターンを研究することが、捜査の大きな手がかりとなる。

　また、全世界に影響を与えるほどの巨額の粉飾決算で企業破綻を起こしたエンロンの元CEOのジェフ・スキリング、ケネス・レイについて、そのサイコパシーを指摘する研究者がいる。リーダーとしてその才能を認められていた彼らだが、一方で自己の利益だけしか考えない企業犯罪に手を染めていた。企業犯罪は、現代型サイコパス犯罪といえる。

サイコパス犯罪者

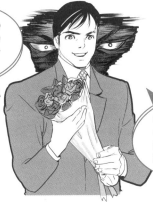

一見、ごく普通の人、もしくは魅力的にさえ見えるサイコパス犯罪者

刺激を求める、良心の呵責・罪悪感の欠如、衝動性、支配欲、弱者を利用する

企業犯罪

エンロンショックを引き起こした
元CEO ジェフ・スキリング

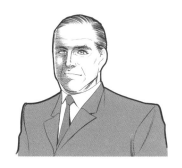

巨額の粉飾決算が発覚し、米国史上最大の企業破綻を起こした。「心の底から私は無実だと思っている」と言ってのける傲慢なスキリングを、企業犯罪のサイコパスだと指摘する研究者がいる。

連続殺人（シリアルキラー）

３０人以上の女性を
強姦・殺害した連続殺人犯
テッド・バンディ（P.180）

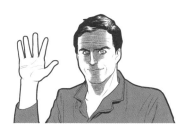

自らを弁護する裁判の様子は全米に放映されて注目を浴びた。裁判所を脱獄して、連続殺人を再び犯す。

シリアルキラーとは

連続殺人は快楽を得ることが目的

犯罪者サイコパスの存在が、広く一般に知られるようになったのは、快楽を目的として人を殺す残虐な連続殺人（シリアルキラー）事件がきっかけだった。ある研究では、米国で 1800 〜 1995 年に発生した連続殺人事件の犯人は 399 人、犠牲者の数は 2526 〜 3860 人。全人口比率から考えても、これら凶悪な連続殺人の犯罪者サイコパスの発生比率は非常に稀だが、猟奇的犯行は人々の記憶に鮮烈に刻まれた。

シリアルキラーのパターン

サイコパス犯罪の中でも、快楽を目的とするシリアルキラーは、その残虐性が顕著だ。一般の人々には、快楽のためだけに残虐な殺人を繰り返すシリアルキラー（連続殺人犯）の心理は到底理解できないだろう。

シリアルキラーの場合、犯人と被害者の間には、個人的な関係はまったくなく、恨みや強盗が目的で襲われた訳ではない。犠牲者のほとんどは、殺されるためにだけ狙われた見知らぬ他人である。そのため、連続殺人は「ストレンジャー犯罪」「動機なき殺人」「娯楽殺人」「スリル殺人」とも呼ばれていた。

一度獲物を殺すと、犯人は一定の休息期間を経たのちに、また再び獲物を狙って殺人を繰り返すというパターンを持っているのも、シリアルキラーの特徴だ。また、シリアルキラーの 1/3 は、年間数千マイルも移動して広範囲な地域で殺人を犯すため、捜査を難しくしていた。

しかも捕まった犯人は、一見正常で一般の人々となんら変わらない外見をしており、魅力的に感じる者さえいることが、さらに人々の好奇心を刺激した。

シリアルキラーのパターン

- ☐ 被害者は個人的な関係がない見知らぬ他人

- ☐ 被害者は、シリアルキラーの好みで
  一定のパターンがある場合もある

- ☐ 性的支配を動機とした快楽殺人が目的
  （それ以外に拷問、四肢切断、人肉食などもある）

- ☐ 犯行のあと、一定の休息期間を経たのち、
  また新たな犯行を繰り返す

- ☐ 犯行は広範囲な地域にわたる場合がある

- ☐ 犯人は、きわめて正常な認知状態で、
  犯行を行っている（心神喪失状態などではない）

- ☐ 女性のシリアルキラー（全体の16％）も存在するが、
  ほとんどの場合は男性

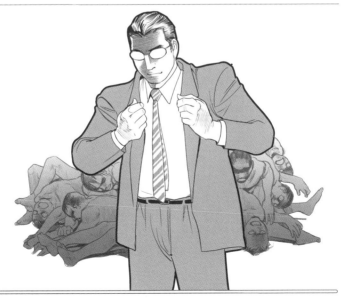

大 量 殺 人 を
行 う 犯 罪 者

シリアルキラーと
スクールシューター

シリアルキラーの終わらない犯行

　すべての暴力的な犯罪者がサイコパスではない。また、すべてのサイコパスが暴力的な犯罪者でもない。しかし、**サイコパスのシリアルキラーの場合は、共通の特徴がある。**

　犯人は、殺人を犯したいという性的空想から、獲物を求めるようになり、殺人にいたる。一度殺人を犯してしまうと、それまでの空想以上に満足をもたらしてくれるもっと強烈でより満足できる殺人を求めて、一定の休息期間を経たのちに、刺激を求めて駆り立てられるようにエスカレートさせながら、長期間にわたって殺人を繰り返していく。

　彼らの欲望に終わりはなく、逮捕されるか、自分自身が燃え尽きてしまうまで、その犯行は終わらない。実際に未解決のままのシリアルキラー事件もあり、犯人は、自殺か病死か他の犯罪で逮捕されているかして、連続殺人の犯行が突如止まったケースもある。

スクールシューターとの違い

　米国連邦捜査局（FBI）の危険な殺人犯に関する報告書では、無差別殺傷事件の大量殺人型スクールシューター（学校内銃乱射事件）と、長期間にわたって殺人を繰り返すシリアルキラーとは、明確に区別されている。金銭報酬や犯罪事業を目的とした連続殺人以外のシリアルキラーは、サイコパスとの特徴と一致していることが多い。

　スクールシューターにも、共感の欠如、誇大な権利意識、責任転嫁など、サイコパスと共通した傾向は見られるが、必ずしもサイコパスであるとは断定されていない。 また、多くの犯人は未成年者または若い男性で、犯行直後に自殺または警察によって射殺されることも多い。

2つの犯罪の違い

シリアルキラーの犯行パターン

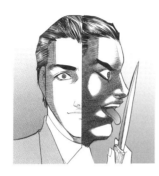

・殺人への性的空想
・獲物を求める空想
・獲物を殺害
・一定の休息期間
　（通常の生活に戻る）
・新たな獲物を殺害

シリアルキラーには、上記のパターンを
繰り返して犯行を行う特徴がある。

スクールシューター

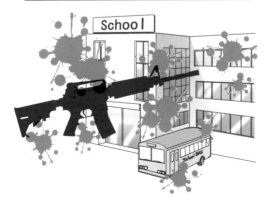

スクールシューターにも、共感の欠如、誇大な権利意識、責任転
嫁など、サイコパスと共通した傾向は見られるが、必ずしもサイ
コパスであるとは断定されていない。

複雑化する犯罪を心理学と行動科学から総合的にアプローチ

マインドハンターとしてのFBI

マインドハンターの立場から捜査する

映画『羊たちの沈黙』は、FBI心理分析官による犯罪プロファイリングとシリアルキラーのイメージを、良くも悪くも大々的に人々の意識の中に植え付けた。

実際に米国では、米国連邦捜査局（FBI）と国立暴力犯罪分析センター（NCAVC）が、連続殺人、誘拐、テロ・スパイ、政府の汚職、広域事件などの重大な暴力犯罪を分析・研究している。

FBIの行動科学課は、当初人質犯の心理的研究のために1970年代に創設された。その後、シリアルキラーの行動をパターン化して分類するために、犯人の心理とその犯罪特性を研究し始めた。彼らはすでに刑務所に服役しているシリアルキラーを始めとした凶悪犯たちと面談を重ねて、犯行の手口や動機を収集し、状況証拠などの資料と照合しながら、犯人像の類型化を試みた。**彼らは、シリアルキラーたちを理解不能なモンスターのまま放置するのではなく、心理学や行動科学の知識を用いて彼らの心理状況を推測し、膨大な凶悪犯罪者データベースを構築した。**

1984年に、国立暴力犯罪分析センター（NCAVC）がレーガン大統領によって設置され、米国全土の凶悪犯罪データベースによる犯罪者検索が可能となった。

FBIプロファイリング

FBIの捜査官は、高度な教育と訓練を受けており、経験豊富で優秀な人材が揃っている。なかでもFBIが手がけるプロファイリングは、犯罪心理学、統計学、行動科学に基づいて、容疑者のパターンや犯人像を推論する。

サイコパス犯罪も追いかける 米国連邦捜査局

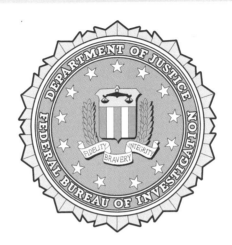

米国の連邦捜査局（FBI:Federal Bureau of Investigation）は司法省に属すアメリカ合衆国の警察機関のひとつ。統括するのは連邦捜査局長官。本部はワシントンD.Cにある。

服役中の凶悪犯罪犯との面談、遺体発見時の状況、検死結果、犯人の個人的情報（職業、年齢、住居）など、すべての情報を総合して膨大な凶悪犯罪者データベースを構築したのが、FBIのプロファイリングシステムの基盤となった。

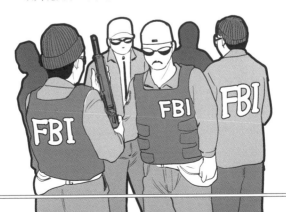

犯人の行動を
分析、類推する</div> # プロファイリングの歴史

ヒトラーのプロファイリング

　比較的新しい捜査方法であるプロファイリングは、手がかりさえない正体不明のシリアルキラーなどの凶悪犯を推測するのに有効な手法として犯罪捜査に用いられるようになった。

　最も古いプロファイリングの事例は、第二次世界大戦中、米国中央情報局（CIA）の前身である戦略事務局（OSS）が精神科医W・C・ランガーに委託して行った、敵国ドイツのアドルフ・ヒトラーのプロファイリングである。これは、ヒトラーがある状況下でどのような決定や行動に出るかを予測したもので、敗戦時のヒトラーの自殺まで予告していたほど精度の高いものだった。

凶悪犯罪捜査マニュアルをシステム化

　しかし精神科医によるプロファイリングは、各医師の独自の手法に拠るものが多く、誰もが同じ精度で行えるシステマチックなプロファイリング手法というのは確立していなかった。

　FBIのロバート・K・レスラーとジョン・ダグラスは、当時ストレンジャー殺人と呼ばれていたシリアルキラーによる連続殺人事件を解決する方法として、システマチックなプロファイリング手法を構築しようと考えた。彼らは、各地の刑務所に収容されている凶悪犯罪者との面談を重ねて、さまざまな殺人犯の行動特性や性格などを調査するプログラムを開始した。彼らは、この面会プログラムから『快楽殺人の心理—FBI心理分析官のノートより』と『FBI心理分析官—凶悪犯罪捜査マニュアル』という重要な著書を発表。面会プログラムによって収集したデータは、国立暴力犯罪分析センター（NCAVC）の活動として集約された。

プロファイリングの効果

アドルフ・ヒトラーのプロファイリング

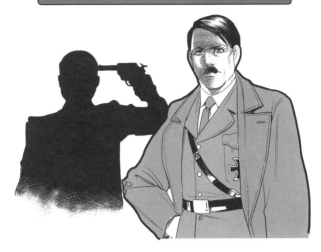

精神科医によるプロファイリングでは、
敗戦時のヒトラーの自殺までを予告していた。

凶悪犯罪捜査のプロファイリングをシステム化

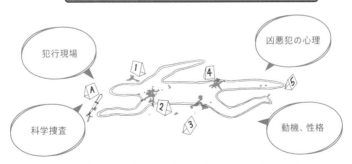

FBI主導で、プロファイリングのシステム化を推進。
凶悪犯の面談プログラムなどを積み重ねて、
さまざまな殺人犯の行動特性や性格などを調査した。

FBIのプロファイリングシステム

人工知能システムでサイコパスをあぶり出す

人工知能システム「プロファイラー」

現在のFBIのプロファイリングは以下のような仕組みで行われている。国立暴力犯罪分析センター（NCAVC）は、警察から提出された凶悪犯逮捕作戦分析レポートによる依頼をもとに、未解決殺人事件や失踪事件の調査・分析にあたる。レポートの情報は、人工知能システム「プロファイラー」に入力し、AIが類推した結果をもとにFBI心理分析官が犯罪者プロファイリング（犯罪捜査分析）を行う。

6つのステップで捜査を行う

人工知能システムはツールとして使用しているが、プロファイリング自体は、完全にコンピュータによって分析されるものではない。コンピュータは何百万もの組み合わせを統計的に行うが、基本的には経験を積んだ人間が問題を推論する。

FBIのプロファイリングシステムは、①プロファイリング入力②決定過程モデル構築③犯行査定④犯人プロファイル⑤捜査⑥逮捕という6つのステップから構成されている。映画やドラマのように、地元警察に代わってFBIが捜査を主導していくのではなく、あくまで地元警察がFBIのプロファイリングによるアドバイスをもとにして、捜査を行うのだ。

犯罪プロファイリングの目的は、ずばり的中した犯人像によって見事に事件を解決することではない。統計や行動科学の知識を用いて、なるべく可能性の低い容疑者や情報を排除して、より可能性の高い犯人にターゲットを絞ってアプローチしていくためのツールである。犯罪者の外見をプロファイリングして描きだすのも、数少ない目撃者の記憶を思い出させるのに役立っている。

FBI プロファイリングシステムの流れ

① プロファイリング入力

捜査報告書、犯行現場写真、現場情報、検死官の報告書、犠牲者の足取りや背景などの情報を人工知能システム「プロファイラー」に入力。

② 決定過程モデル構築

情報を元にして、秩序型・無秩序型などの殺人事件の詳細な分類とモデル化が行われる（分類は P.178 参照)。

③ 犯行査定

FBI のプロファイラーが、犯行現場の特徴を元に、秩序型／無秩序型／混合型にカテゴリー化する。

④ 犯人プロファイル

犯人の人格、身体的特徴、社会的特徴、所有する物品などをプロファイリングして、未知の犯人の可能性をあぶり出す。

⑤ 捜査

FBI のプロファイリングに基づき、地元警察が有力容疑者の捜査を開始。

⑥ 逮捕

実際に逮捕された犯人とプロファイリングデータの比較。相違点がある場合には、随時データベースやアルゴリズム（問題を解決する定型的な手法）が更新・調整される。

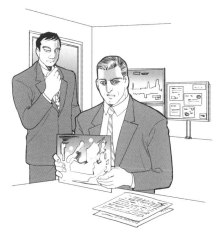

犯行現場に残
されたものを手
がかりにする

犯人固有の手口と署名

犯行現場で必要とする手口

　犯罪学者エドモン・ロカールは、「すべての接触には痕跡が残る」という、現代科学捜査の基本的な原則（ロカールの交換原理）を定義した。これは、犯人はかならず犯行現場のどこかに痕跡（指紋、毛髪、繊維、血痕、土など）を残しているというものだ。

　犯人が現場に残すのは、犯行の手口と署名の2つだ。FBI プロファイラーは、これら2つを区別して分析する。

　手口は、犯行を行うために必要な車、被害者に名乗った身分や外見、犯行に用いた武器などである。シリアルキラーは、犯行を繰り返すうちに学習するため、その手口が次第に洗練されて変わっていくことがわかっている。被害者を縛る縄が手錠に変化したり、武器をバットからナイフに変えたり、こうした変化にもひとつひとつ理由があり、その小さな変化から犯人につながる情報が得られることもある。

犯人は現場に署名を残す

　署名は、必ず犯行現場に残されているものではないが、犯罪者の個人的な嗜好や殺人への空想から発生しているものが多い。犯人の署名には、撮影現場を必ずビデオで撮影する、被害者に絶対的服従を誓わせる、必ず同じ髪型や年代の被害者を襲うなどが挙げられる。

　また、被害者の死体をゴミ箱に放置したり、必ず同じポーズをとらせたりして、**何らかのメッセージを伝えようとするポージング**や、捜査を攪乱するために死体に細工するなどの**ステージング**を施すこともある。いずれにせよ、犯人の犯行現場に残されたものは、正体不明の犯人を知る手がかりとなる重要なものだ

現場から何かを持ち去り、
何かを残す犯人

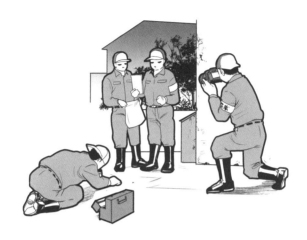

シリアルキラーの犯行現場から得られるもの

・手口

犯行を行うために必要な車、被害者に名乗った身分や外見、
犯行に用いた武器など

・署名（シグネチャー）

撮影現場を必ずビデオで撮影する、被害者に絶対的服従を誓わせる、
必ず同じ髪型や年代の被害者を襲うなど

・ポージング

被害者の死体をゴミ箱に放置したり、必ず同じポーズをとらせたりする

・ステージング（演出）

捜査を攪乱させるため、ドアに向けて死体を置くなど

シリアルキラーから生き延びた人の証言

まずは逃げる

どのシリアルキラーの犠牲者も、犯人と「たまたま出会ってしまった」という偶然性が高い。突然シリアルキラーにターゲットとして狙われてしまったら、抵抗できることは少ないだろう。

FBI の報告では、シリアルキラー被害者の 7．5 ％は生き延びているということだ。あまりにもわずかな生存率に驚かされる。

FBI のプロファイラーたちは、実際に殺人を犯した犯人たちと、あやういところで彼らの毒牙から生き延びた被害者に面談して事件当時の状況を収集している。これらの情報から考えると、犯罪に遭わないためには、まずシリアルキラーを避けることが最優先事項だ。そんなことは不可能だという人もいるだろう。

しかし、日頃のちょっとした危機管理意識で、そのリスクを避けることはできる。**絶対に1人にならない。なんとなく嫌な感じがしたら直感を信じる。絶対に他人のクルマに乗らない。**

こうしたちょっとしたことが、あなたをシリアルキラーの魔の手から遠ざけることになるはずだ。

暴力的抵抗は最終手段

FBI は、暴力による抵抗は犯人の怒りを増幅するという。もしあなたが被害者になってしまったら、まず暴力的に抵抗するのではなく、言葉による抵抗を試みるようにすることだ。暴力的抵抗は、これらに失敗したときに最終手段として選ぶしかない。

「最後は命がけで戦え!」なんと、これはシリアルキラー本人も推奨しているアドバイスなのだ。

シリアルキラーから逃げるための方法

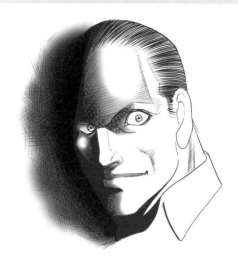

最初に

- 絶対に相手（他人）のクルマに乗らない
- 直感を信じる
- 逃げる

捕まったら…

- 確固たる抵抗の意思を示す

どんなに愛想のいい人であっても、無礼に思われても、無視する、その場を去るのが一番の対策

すべてに失敗したら…

- 死に物狂いの暴力的抵抗を行う

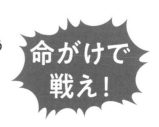

命がけで戦え！

サイコパスが疑われる歴史上の人物

カンボジアの大量虐殺 ポル・ポト

　カンボジアの独裁者ポル・ポトは、1975年〜1979年にかけて民主カンプチア国家を誕生させた。ポル・ポトは政治組織クメール・ルージュを率いて、通貨の廃止、宗教の禁止、私有財産の没収、学校の閉鎖を断行した。クメール・ルージュは、愚民政策の妨げになる自国の医者や教師などの知識層を「資本主義の垢にまみれている」という理由で処刑または強制収容所で拷問した。キリング・フィールドと呼ばれた処刑場では、弾丸を節約するため、斧や鉈などの原始的な道具による虐殺が行われた。親から奪った乳児達は、キリングツリーと呼ぶ木の幹に打ち付けて殺された。また、洗脳しやすい10代前半の子どもたちを重用し、大人の不満分子の密告や兵役のほか外科手術すら少年衛生兵に担当させた。虐殺された死者数は、イェール大学のカンボジア人大量虐殺プロジェクトの調査によると、わずか4年の期間に当時の総人口の21％にあたる約170万人の命が失われたという。

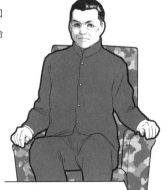

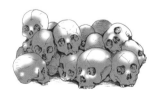

8

犯罪者サイコパス

企業犯罪や連続殺人事件といった凶悪な犯罪を繰り返す
犯罪者サイコパス。その犯罪内容にはどんなものがあるのか、
具体的な手口を概観してみよう。

大多数のサイコパスは犯罪者ではない 犯罪者サイコパスは特殊なケース

凶悪犯罪を犯すサイコパスは例外中の例外

連続殺人や悪質な詐欺などの凶悪犯罪を犯すサイコパスは、サイコパス全体の中でも、非常に特殊な事例で、例外中の例外といえる。

だが、その数少ない犯罪者サイコパスの犯行の残虐さや異常さがあまりにも際だって目立っているために、サイコパス＝凶悪犯罪者というイメージが、我々の心に強く刷り込みされているのも事実だ。

私たち人間は、身の毛もよだつ恐ろしいことや、理解できない残酷さを目にしたときに、そこに注意を向けてしまい、どうしても目を離すことができなくなる。

理解不能であればあるほど、何故そんなことが起きてしまったのかと考えてしまう。連続殺人を犯すサイコパス犯罪者が、私たちと同じように社会に溶け込んで、身近にいるという事実にも驚愕するのだ。

人は悪に惹かれる傾向にある？

人間の中には、多かれ少なかれ、誰にでも善と悪の二面性が存在している。

善と悪の一線を越えた犯罪者サイコパスの行動に、つい惹きつけられてしまうのは、自分の中にもそこまでの悪に傾く可能性があるのかと、一瞬考えてしまうせいではないだろうか。

もしくは、心のどこかで、自分がその被害に遭わなかったことを喜んでいるのかもしれない。

この章で紹介する犯罪者サイコパスは極端で稀な事例だが、その存在は、いくら口がうまくて魅力的でも、簡単に誰でも信用してはいけないという教訓を、もう一度私たちに思い出させてくれるはずだ。

人が犯罪者サイコパスに惹かれる理由

シリアルキラーの映画、小説、ドキュメンタリー…etc
人はなぜ凶悪犯罪をエンターテインメントとして
楽しみたがるのか？

人間は、身の毛もよだつ恐ろしいことや、
理解できない残酷さを目にしたときに、そこに注意を向けてしまい、
どうしても目を離すことができなくなる！？

人の心には、善と悪の二面性があり、
なぜか悪に惹かれる傾向にある？

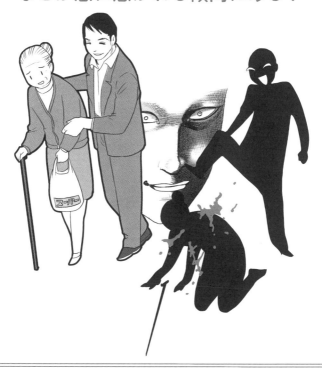

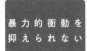

暴力的衝動を 抑えられない

米国受刑者の 約20%がサイコパス

重大な犯罪の50%以上がサイコパスによる

　刑務所にいる犯罪者のほとんどは、貧困、家庭内暴力、幼児虐待、依存症、環境的ストレスなどの要因によって犯罪を犯したものだろう。しかしその中の一部には、興奮を味わえる、自分の利益になる、働くより楽だからという自己中心的な理由で犯罪を犯す、サイコパス傾向の高い犯罪者が存在するのだ。

　ロバート・D・ヘアは、**平均して米国の刑務所にいる受刑者の20%の男女がサイコパスであり**、**サイコパスは重大な犯罪の50%以上を占めている**と言う。また、1992年のFBI調査によると、**勤務中の法執行官を殺害した犯人の44%がサイコパス**だったという。

目先の欲、現在のことに固執する傾向

　暴力的で攻撃的な犯罪者サイコパスの場合には、自分の欲望を抑制してコントロールする力が欠如しているため、凶悪犯罪に走りやすい。もちろん他の犯罪者にも暴力行動や攻撃性は認められるが、犯罪者サイコパスの場合には、IQが高くても、いま現在の目先の報酬や欲に執着して、先のことを考えられない。この2点がコントロールできないため、重大な犯罪を犯す傾向にある。

　犯罪者サイコパスの場合には、他者への暴力や脅しは、自分の意思を通すための非常に便利な手段にすぎない。相手の痛みやダメージを感じたり後悔したりすることがないため、暴力の行使に関してはまったくためらいがなく、冷静に暴力的行動をとることが多い。ほとんどの人が、暴力を行使したあとに感じるストレスや心的外傷はまったくないのが、犯罪者サイコパスの特徴だ。

犯罪者サイコパス

目先の欲に執着し、先のことを考えられない

重大な犯罪を犯す傾向にある

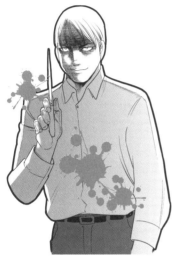

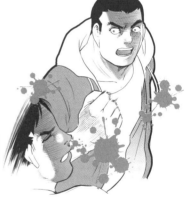

サイコパス犯罪者

約20%

刹那的

目先の報酬

反省がない

普通の犯罪者

約80%

一瞬の感情の高まりによる
暴力や犯罪行為のちに
反省や後悔

サイコパスは犯罪を繰り返す

サイコパスの累犯率は約2倍

サイコパスの累犯率を考える

　残念ながら、殺人を犯すサイコパスは、また必ず殺人を犯すというのが現在のところの定説だ。犯罪者サイコパスが、再び新たな犯罪を重ねる（累犯）のかという追跡調査では、**サイコパスの累犯率は、ほかの犯罪者の約2倍。サイコパスの暴力的な累犯率は、ほかの犯罪者の約3倍**というデータがある。

　ロバート・D・ヘアは、「精神病質チェックリスト」によって鑑定したサイコパスかどうかを知ることで、犯罪や暴力行為の予見はかなり可能になってきているという。しかし、累犯率が予見できたところで、どのようにサイコパスの再びの犯罪を予防できるのだろうか？

サイコパスの凶悪犯罪を予防するには？

　犯罪者サイコパスの中には、死ぬまで暴力犯罪を行う人間が多い。平均的に、サイコパスの犯罪行為は、40歳前後になるまで高い件数で継続するが、その後急激に減少していく。特に暴力を伴わない犯罪行為の場合には、その減少は顕著だという。犯罪の減少は、犯罪者サイコパスが、刑務所に入ることに疲れて新たに社会とアジャストする方法を身につけたのか、それとも反社会的行為に疲れたのかは不明だ。

　神経犯罪学者のエイドリアン・レインは、未来のサイコパス犯罪の予防対策として、国家レベルでの「ロンブローゾ・プログラム」を仮説的に提案している。内容は、18歳以上の成人全員に脳スキャンと遺伝子検査を義務付けること。そこに環境要因データをプラスして、サイコパスの凶悪犯罪リスクを予測するというものだ。SFの管理社会的発想だが、こんな予防対策が必要とされる未来もあるのかもしれない。

犯罪者サイコパスは何度も同じ犯罪を繰り返す？

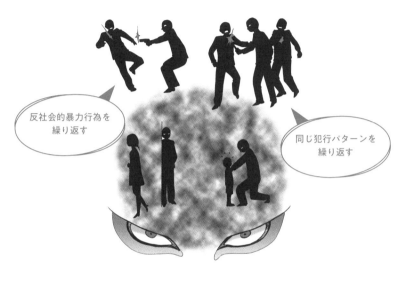

反社会的暴力行為を繰り返す

同じ犯行パターンを繰り返す

ハイリスクな凶悪犯罪予防？
ロンブローゾ・プログラム

　エイドリアン・レインが、未来の凶悪犯罪リスクの予防対策として、仮説的に提案したプログラム。18歳以上の成人全員に、脳と遺伝子スキャンを義務付けること。そこに環境要因データをプラスして、個々のサイコパシー犯罪リスクを予測する。犯罪リスクの高い陽性と判断された場合には、たとえ犯罪行為を侵していなくても特別施設に収容されてしまうというもの。これを国家レベルの政策として施行するという。サイコパスの人権、国家レベルでの遺伝子検閲など、さまざまな問題をはらんでいて考えさせられる仮説だ。

普通に見えること
が彼らの生存手段

サイコパスは正常の基準を満たす

きわめて普通、魅力的にさえ感じる

たとえば、カフェであなたの隣のテーブルにシリアルキラーが座っていたとしても、彼が犯罪者かどうかは判別できないだろう。想像を絶する猟奇殺人を犯しているシリアルキラーでも、表面的には驚くほど普通の人、逆に愛想のよい魅力的な人物に見えることもあるからだ。

サイコパスは長い経験から、相手に対してどうふるまえばよいかを熟知している。見た目から薄気味悪かったりすると、犯罪をうまく繰り返すことは不可能だからだ。

彼らは、いかに相手を信じ込ませられるかというスキルを上達させて、ターゲットにアプローチする。普通に見えることこそが、彼らの生存手段であり、捜査の手を逃れる方法の1つだ。

シリアルキラーと大量殺人者の違い

FBIの定義では、連続して殺人を犯すシリアルキラー（P.146-148）と、1日に4人以上の人間を殺害する大量殺人とでは区別されている。

コロラドで銃乱射事件を引き起こしたジェームズ・ホームズは、精神障害を患っていたことがわかっている。一般的に統合失調症や双極性障害などの精神障害を抱えている人の大半は、暴力的であることはない。心の中で妄想や幻覚による指令を受けて苦しむことが多い。しかしホームズのように、まれに暴力的で破壊的な大量殺人を引き起こすことがある。大量殺人者の場合、まわりの人はどこかおかしい言動に気づいていることが多い。それよりも恐ろしいのは、まわりから見てもいたって普通に見えるかげで、残虐な殺人を連続して行っているシリアルキラーの方が、社会的には恐ろしい存在だろう。

シリアルキラーと大量殺人者

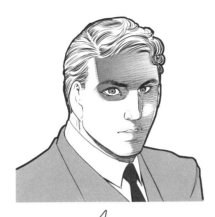

シリアルキラー

スカボロー・レイピスト

カナダのポール・ベルナルドは、スカボロー・レイピストとして知られたシリアルキラー。裕福な家に生まれ、公認会計士という職業、ハンサムな外見で、カーラというパートナー（後に結婚）を操り、少女たちを、拷問、強姦、撮影、殺害した。

- 外見はまったく普通　魅力的ですらある
- まわりの人にはまったくわからなかった

大量殺人者

銃乱射事件

医大生ジェームズ・ホームズは、2012年コロラドの映画館で『ダークナイト ライジング』上映中に、自らをジョーカーだと叫んで、銃を乱射。死者12名、負傷者58名の大惨事となった。裁判では、終身刑12回と禁錮3318年が言い渡された。

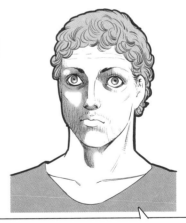

- 内気で内向的　おとなしい外観
- まわりの人はおかしいところがあると気づいていた

犯罪者サイコパスの特徴

犯罪を犯してしまう心理

感情の欠落

犯罪者サイコパスと反社会性人格障害はよく似ている。

法律を守ることができず逮捕を繰り返す。さまざまな犯罪を犯す。自分の利益や快楽のために嘘を繰り返す。衝動的で無計画。攻撃的でけんかや暴力を繰り返す。向こう見ずで自分や他人の安全を考えない。無責任で仕事を続けられない。良心の呵責を感じずに他人を傷つけたり虐待する。人を自分のためだけにとことん使う。ウソがばれても、堂々と開き直り、恥じ入ることがない。衝動的でキレやすい。強い欲求や衝動が止められない。責められると逆ギレする。

多くの点でこの両者には共通点がある。しかし大きな違いは**感情の欠落**だ。サイコパスは感情のある振りをすることはあっても、後悔や罪悪感、思いやりを感じることはない。だから被害者にどんな残忍なことをしても、彼らがそのことで相手への同情や反省を感じることはない。

サイコパスは画一的ではなく多様

サイコパスは、さまざまな症状が関連しあった複雑な集合体である。犯罪者サイコパスにも、「これがまさに犯罪者サイコパスタイプの典型だ！」と言い切れる画一的なモデルがある訳ではない。彼らの犯罪も性格も実に多様だ。犯罪者サイコパスは、被害者への良心の呵責や罪悪感が欠如しているため、自分の行動をいかに正当化するかという能力に長けている。

たとえばそれは「殺された相手が悪い」「苦しむことがなかったんだからラッキーだった」といった自分勝手な正当化だが、あまりにも彼らが堂々とその理論を展開するために、まわりが圧倒されることも多い。

犯罪者サイコパスのスペクトラム

暴走しやすい
幼児期の問題行動
仮釈放の取り消し履歴
犯罪の多様さ

刺激を求める
飽きやすい
寄生的な生活
衝動性　無責任

反社会性

生活様式

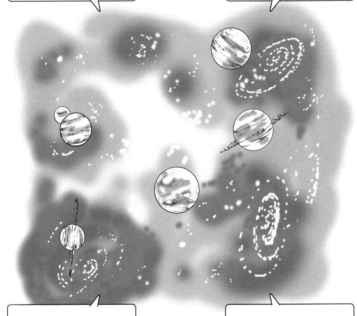

対人面

情動面

表面的な魅力
口が上手い
過大な自己評価
病的な嘘
他人をだます

良心の呵責や罪悪感がない
情動が希薄
冷淡、思いやりがない
自分の行動に責任が持てない

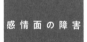

感情面の障害 # 共感の欠如

共感があるフリをするサイコパス

　犯罪では、被害者に共感することによって、反社会的行動が抑制されると考えられてきた。しかし、サイコパスは、他人の感情や痛みに対する共感性が低く「相手を思いやる」という感覚がない。共感反応の弱さが、サイコパシーテストの診断基準のひとつでもある。

　言語能力の高い犯罪者サイコパスの場合には、言語のボキャブラリーが豊富なため、より適切に共感がある振りができることも考えられる。共感性があるように見られたくて、言語的な共感反応をそのまま真似すればいいからだ。

　刑務所に収容された犯罪者サイコパスは、「良心の呵責」や「後悔」という言葉を何度も質問されるうちに、その模倣をするようになることもある。

共感の欠如が凶悪犯罪をやりやすくしている

　サイコパスは、恐怖や哀しみへの共感性が低い分、犯罪行動への抵抗感も少ないということが容易に想像できる。つまり共感の欠如が、凶悪犯罪をしやすくしているのだ。どんな残虐な犯罪行為を行っても、彼らは被害者に対して罪悪感を持つことがないからだ。

　しかしサイコパスは、相手の同情心を利用することには長けている。ウソがばれても、その同情心を利用してその場逃れをしようとする。自分自身は他者への共感力が低いのに、相手の共感力は利用できるというのが、犯罪者サイコパスの特殊な能力だといえる。

　犯罪者サイコパスは、感情という箱が空っぽなのだということができるかもしれない。

他者の苦痛への共感の欠如

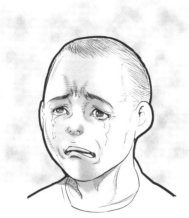

他者の苦痛に対する自律神経反応を測定するテスト。
他者が苦悩を感じている写真を見せて皮膚電気反応を測定する。
サイコパスでは、他者の苦痛に関連する映像への
反応が著しく減少していた。

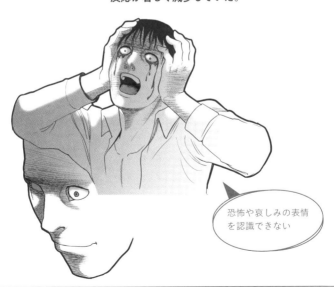

恐怖や哀しみの表情
を認識できない

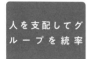

**人を支配してグ
ループを統率**
カルトリーダーとして
君臨するサイコパス

支配型サイコパス

　サイコパスは単独で行動するものもいるが、崇拝者の心を支配して手駒のように操るリーダー的に君臨する支配型サイコパスもいる。

　彼らは、自分が手を下さずとも、崇拝者自らがうまく動くように徹底的に利用する。自分の崇拝者以外には冷淡で、邪魔者は排除していく。相手の弱みを見つけて心を支配する手口に長けているので、そのグループにいる限り、洗脳が解かれることはない。暴力型のように衝動的に暴力をふるうことがないため、支配型サイコパスであることを見極めるのも難しい。

殺害の実行を担当したマンソンファミリー

　チャールズ・マンソンは、1960年代にヒッピーの家出少女たちを集めたコミューン、狂信的カルト集団マンソンファミリーを率いた。彼は、LSDなどの麻薬を用いて少女たちを支配したのだ。

　マンソンは、妄想型統合失調症の傾向も高く、ビートルズの曲からインスパイアされた「ヘルター・スケルター」と呼ぶ終末論をファミリーのメンバーに説いていた。人種間のハルマゲドン「ヘルター・スケルター」実現のためには、我々の手で白人を惨殺して黒人のせいにしなければいけないと指示した。

　ファミリーのメンバーは、マンソンの指示に従って、当時妊娠8ヶ月だった女優のシャロン・テート殺害事件やその他の殺害事件を実行。ナイフで何十回も滅多刺しにするなど、残虐な殺戮を行った。麻薬を服用していたこともあるだろうが、ファミリーメンバーもまたサイコパス傾向が高かったのだろう。

カルトリーダー　サイコパス

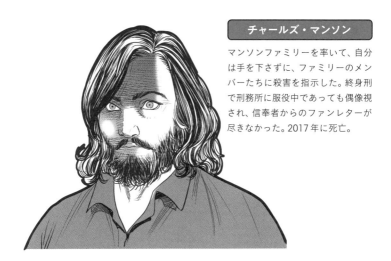

チャールズ・マンソン

マンソンファミリーを率いて、自分は手を下さずに、ファミリーのメンバーたちに殺害を指示した。終身刑で刑務所に服役中であっても偶像視され、信奉者からのファンレターが尽きなかった。2017年に死亡。

マンソンファミリー

マンソンを信奉する女性たち。実際の殺害を担当した。妊娠中の赤ちゃんのために命乞いをするシャロン・テートに、ファミリーの一員スーザン・アトキンスは「赤ちゃんを産もうが産むまいがどうでもいいことだ」と言い放ち、ナイフを何十回も振り下ろした。その後誰を殺したのか知ったアトキンスは、嬉しくて「ぞくぞくした」といった。

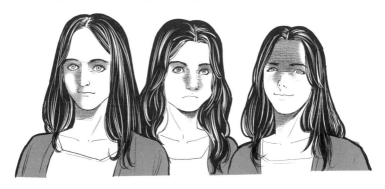

連続的に殺人を続けてしまう

サイコパスがシリアルキラーになる理由

次々と殺人の刺激と快楽を求める

シリアルキラーとは、1980年代に浸透し始めた造語だ。元FBI捜査官のロバート・K・レスラーが提唱したといわれている。

レスラーは、毎週子ども向けに映画館上映されていた短篇映画「シリアル・アドヴェンチャー」からこの言葉のヒントを得たという。この短篇映画は1話毎が不完全なエンディングになっていて、見る度に続きを見たくなるようなエピソードで構成されている。シリアルキラーの場合も、ひとつの殺人を犯す度に、次の殺人がもっと完璧な快楽を与えてくれるのではないかと、次々殺人への欲望が増していくのだと、レスラーは考えた。1件の殺人が刺激の引き金となって、次々と殺人を繰り返すようになっていくのだ。サイコパスの飽くなき欲望は、その刺激を求める衝動を止められず、一定のクールダウン（休止期間）を経て、中毒のようにまた次々と連続的に殺人を犯していくのが特徴だ。

生まれと育ち、両方の要因が怪物を生む

シリアルキラーたちの殺害理由は、ほとんどの場合、自分の異常心理を満たすための快楽殺人である。しかも大多数のシリアルキラーは、一見普通の人のように社会に溶け込んでいる。彼らは、仕事や、ときに家庭や子どもを持っていることもある。

一部のシリアルキラーの中には、サイコパシーではなく、別の精神的な疾患を持ったものもいるが、シリアルキラーに共通しているのは、特定の疾患を先天的に持っていて、後天的に特定の人生経験（幼年時代のつながりや愛情の欠如）、つまり生まれと育ちの両方の要因が複雑に絡み合っているということだ。

シリアルキラーの定義

シリアルキラーの定義は専門家によってさまざまだが、
以下のようなものがある。

- [ ] 30日以上の間に、少なくとも3人以上の人間を殺害する

- [ ] 2件もしくはそれ以上の個別の殺人で、1人または他者と共同で一
定期間の間に複数の殺人を犯し、それぞれの事件の間に空白期間（冷
却期間）を挟む。

- [ ] 長期にわたって、少なくとも10人以上を殺害。その殺害は残虐かつ
暴力的で、儀式的でもある（連続殺人者にとって特有の意味がある）。

キラー・ピエロのゲイシー

シリアルキラーのジョン・ウェイン・ゲイシーは、休日にはピエロの姿をし
て福祉施設を慰問した。その一方で33人もの少年を家に誘って強姦後に殺
害し、床下に埋めた。ゲイシーのピエロ姿は、キラー・ピエロと呼ばれ、ステ
ィーブン・キングの小説『イット』の殺人鬼ペニーワイズに影響を与えたと
もいわれている。

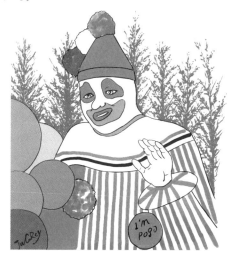

ゲイシーが描いたキラー・ピエロの絵は、連続殺人マニアに人気で、常に高値で取り引きされている

シリアルキラーにもタイプがある

シリアルキラーの3分類

秩序型、無秩序型、混合型

FBI のプロファイリング・システムでは、**シリアルキラーには、秩序型、無秩序型、混合型の3つのタイプがある。**

秩序型シリアルキラーは、平均以上の知性を持ち魅力的で、ある程度の社会的地位もある。犯行は計画的に行われ、現場に証拠を残すことなく、犯行を重ねるほどにその手口が熟練していく傾向にある。

無秩序型シリアルキラーは、行き当たりばったりで無計画。家庭で虐待を受けるなどの問題があり、過剰に暴力的になる場合もある。社会的にも孤立していて、教育程度が低く、精神障害を抱えているケースが多い。現場には証拠を残すことが多い。**混合型シリアルキラー**は、秩序型と無秩序型が混合している。特に秩序型シリアルキラーの初期の殺人では、犯行現場は無秩序型の痕跡と共通する場合がある。

さらに進化するカテゴリー

FBI の3タイプ以外に、犯罪学者ロナルド・ホームズらが犯罪を研究する目的で4分類にしているものもある。動機やその犯罪から得られる満足の種類によって、以下の4つの分類がなされている。①**幻視型**：内的な声やヴィジョンに従って殺人を犯す。②**使命型**：娼婦や異なる人種などの特定の人間を排除することが自分の使命だと信じている。③**快楽主義型**：経済的利益を得るために殺人を犯す利得型、性的な快楽を得る性欲型、殺人行為自体を楽しむスリル型。④**権力・支配志向型**：獲物を痛めつけて支配することに性的興奮や喜びを感じる。シリアルキラーに多いのは、④権力・支配志向型で、後述するテッド・バンティやジョン・ウェイン・ゲイシーなどのシリアルキラーに目立った傾向がある。

FBIによるシリアルキラーの３タイプ

秩序型シリアルキラー

- ☐ 犯行を入念に計画する
- ☐ 犠牲者を選び、尾行する
- ☐ 犠牲者との会話を楽しむ
- ☐ 犠牲者の捕獲、殺害、死体処理は別の場所で行う
- ☐ 拘束具や凶器をあらかじめ準備する
- ☐ 生前の犠牲者と性行為に及ぶ
- ☐ 暴力や脅迫で犠牲者を支配下に置く
- ☐ 乗り物を用いる
- ☐ 自分の住居から離れた場所で犯行を行う
- ☐ メディアの情報や警察の捜査状況を把握しようとする
- ☐ 犯行を重ねるほどに手口が熟練していく

無秩序型シリアルキラー

- ☐ 無計画で行き当たりばったりの犯行
- ☐ 犠牲者との会話は最低限
- ☐ 現場で見つけた凶器を使用し、現場に放置する
- ☐ 死体との性行為を楽しむ
- ☐ 死体は現場に放置する、または自宅に保管する
- ☐ 過度の損傷によって死体を非人格化する

無秩序型シリアルキラー

- ☐ 秩序型と無秩序型の手口が混ざっている

ピーター・ヴロンスキー『シリアルキラーズ』より

米国犯罪史上か
つてない秩序型
シリアルキラー

アメリカンサイコ
テッド・バンディ

IQ160、高学歴なシリアルキラー

　IQ160、高学歴、ハンサムな外見と雄弁な振る舞いのテッド・バンディは、シリアルキラーの語源にもなった殺人鬼である。1970年から1978年に逮捕されるまでの間に、少なくとも7つの州で30人の女性を強姦、殺害、遺体の切断、死体への陵辱を行っていたとされるが、被害者の実数は不明だ。バンディの女性の好みは一貫していて、若く魅力的な若い白人の独身女性で、長い髪を真ん中で分けている。

　バンディの手口は、ケガ人の振りをして女性に近付き、車に荷物を運ぶのを手伝ってくれないかと頼んで、車で誘拐、鈍器で頭部を殴打して気絶させ、強姦、絞殺、死姦、首の切断を行うというものだった。ときに彼は、何度も殺害現場に戻って、死体が朽ち果てるまで陵辱を繰り返したともいう。彼の誘拐の手口は殺人を重ねる毎に洗練されていった。

「極めて邪悪、衝撃的に凶悪で卑劣」

　1975年に、バンディは1件の女性誘拐と暴行未遂事件の容疑で逮捕された。このときはまだ、一連の連続殺人事件の犯人としての証拠は揃っていなかった。獄中のバンディは1977年に2度の脱獄を行い、2度目の脱走直後には、2つの女子寮に潜り込んでわずか数十分の間に5人の女子大生のうち2人を殺害、3人は重症を負った。さらに別の日には12歳の少女を誘拐・殺害した。その後逃走中のバンディは警察に捕まる。

　裁判長のエドワード・カワートは、「極めて邪悪、衝撃的に凶悪で卑劣」な犯罪だとして、バンディに死刑宣告を言い渡した。しかしこの裁判中に、バンディは昔の同僚の女性と獄中結婚を行い、子どもまでもうけたというから驚きだ。バンディは1989年に電気椅子で処刑された。

テッド・バンディの犯罪

【犯行の記録】

1970 ~ 1978年

少なくとも、7つの州で30人の女性を強姦、殺害、遺体の切断、死体への陵辱を行っていたとされているが、これは死体が見つかったものだけで、その犠牲者の数はもっと多いと考えられている。

バンディは、死刑宣告が動かしがたいものとなったあとに、どのように犠牲者を扱ったかについて自白するようになったという。

シリアルキラー捜査への協力

また担当刑事だったケッペルは、新たなシリアルキラー犯の捜査に、連続殺人におけるバンディの技術を利用。獄中のバンディから、捜査のヒントを得たという。

> 「罪とは人間を支配するためのメカニズムであり、
> 不健康で、人間の身体に恐ろしい効果をもたらす。
> 薬物中毒者や金に取り憑かれたビジネスマンと同様に、
> 罪悪感を感じる人は気の毒だ。それは何も解決しない。
> ただ傷つくだけだ」──テッド・バンディ

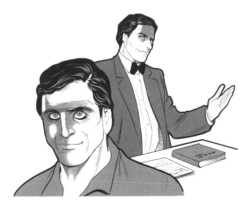

ロースクールで学んだこともあるバンディは、国選弁護士がついていたにも関わらず、法廷での自己弁論を1人で行った。テレビ中継された裁判を見た女性達からは連日ファンレターが寄せられた。

ゲイソサエティ の連続殺人犯

ヴェルサーチ殺害 アンドリュー・クナナン

いつも自分をよく見せるための粉飾

アンドリュー・クナナンは、1997年4月から7月にかけて、ファッションデザイナーのジャンニ・ヴェルサーチを含む、5人の男性を殺害した連続殺人犯だ。フィリピン系米国人の父と、イタリア系米国人の母の間に生まれたクナナンは、IQ147のスマートで社交的な性格だった。しかしプライベートを偽って粉飾する虚言癖があったという。クナナンが19歳のときに、父親は仕事の横領罪から逃れるために、妻子を残してフィリピンへ逃亡。クナナンがゲイであることを知った母親とは口論になって暴力を振るう。その後クナナンは大学を中退、パトロンの裕福な老人の個人秘書として小遣いを貰っていた。クナナンが5人の殺害にいたった理由は、パトロンとの破局が一因かもしれないという説もある。

ヴェルサーチを殺害した理由は不明

最初の殺人は、友人のジェフリー・トレイル 。その後、元恋人のマドソンを連れて逃げたミネソタ州の湖岸で、彼を銃殺。イリノイ州で、不動産開発業者リー・ミグリンをダクトテープで縛り上げて、ドライバーを何十回も突き刺して残忍に刺殺。ニュージャージー州では、車を盗むためだけに墓地管理人ウィリアム・リースを銃殺。クナナンは、FBIの10大最重要指名手配犯のリストに載り、FBIの捜索が進む中、マイアミ・ビーチに現れてファッションデザイナーのジャンニ・ヴェルサーチを別荘前で銃殺した。ヴェルサーチとクナナンは、1992年に数度面識があっただけだという。彼がヴェルサーチを殺害した理由は不明だが、ゲイであることを公言し、富と名声を持つヴェルサーチは、クナナンにとって許しがたい何らかのシンボルだったのかもしれない。

アンドリュー・クナナンの犯行

【犯行の記録】

1997年
4月27日　第一の殺人
ミネソタ州に住む元恋人のデイヴィッド・マドソンのアパートで、友人のジェフリー・トレイル（28歳）をハンマーで何度も殴打して殺害。

5月3日　第二の殺人
ミネソタ州の湖岸で、元恋人のデイヴィッド・マドソン（33歳）を銃殺。

5月4日　第三の殺人
イリノイ州で、不動産開発業者リー・ミグリン（72歳）を、彼のガレージのダクトテープで縛り上げて、ドライバーを何十回も突き刺して惨殺。

5月9日　第四の殺人
ニュージャージー州で、墓地管理人ウィリアム・リース（45歳）を銃殺。

7月15日　第五の殺人
フロリダ州マイアミ・ビーチの別荘の正面で、ファッション・デザイナーのジャンニ・ヴェルサーチを拳銃で2度撃って殺害。

7月23日　拳銃自殺
潜んでいたマイアミ・ビーチのハウス・ボートで、拳銃で自殺。

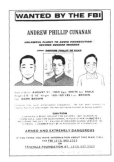

FBIの10大最重要指名手配の
リストに載ったクナナン

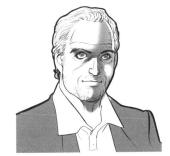

クナナンに殺害されたファッションデザイナーの
ジャンニ・ヴェルサーチ

サイコパスに育てられたサイコパス

大量殺人鬼ヘンリー・リー・ルーカス

虚言癖のある大量殺人鬼

　米国の連続殺人犯ヘンリー・リー・ルーカスは、1960年代から1983年にかけて、全米で300人以上を殺害したといわれているが、その被害者の数は定かではない。ルーカスには虚言癖があり、1983年の逮捕後に約1,000件の殺害に関与したと自供しているが、警察はその信憑性は低いと考えている。新たな殺人事件を自供している限り、特別な食事が与えられ、現場検証の旅に出て、処刑が執行されることはなかったからだ。しかし彼が息をするように見境なく人を殺したのは事実のようだ。また、ルーカスは、いつも相手を殺してからセックスしないと満足できないと公言してはばからなかった。初めての殺人は14歳のときで、17歳の少女を強姦して絞殺した。ルーカスの中では、セックスと殺人は同じ意味だった。

サイコパスな母親による肉体的・性的虐待

　ルーカスは、売春婦の母親ヴィオラに、肉体的・性的虐待を受け続けた子ども時代を送った。ヴィオラは、少年のルーカスに商売の最中の性交を見るように強要し、手近にあるものなら何でも使って殴り、ルーカスの飼っていたラバを目の前で射殺し、学校の初日にルーカスを女装させて登校させた。サイコパスな母親による虐待と支配は長年ルーカスを苦しめ、1960年ついに母を殺害した。しかしその後も、母親の幻影と幻聴は続いた。ルーカスは逮捕と保釈を繰り返し、人喰いの男娼オーティス・エルウッド・トゥールと組んで、あらゆる老若男女を規則性なく殺し続けた。ルーカスのケースは、幼児期の精神的・身体的トラウマがサイコパスを生み出すという、代表的な事例だと考えられている。

ヘンリー・リー・ルーカスの犯行

【犯行の記録】

1951年
17歳の少女を強姦・殺害。

1960年
母ヴィオラを殺害。

1983年
82歳のケイト・リッチ殺害、同棲相手だった15歳のベッキー・パウエル殺害容疑で逮捕。その後、他にも1000人もの殺害を仄めかしたことで、全米の注目を浴びる。

ルーカスの自白によると、1952年から1983年にかけて、男娼オーティス・エルウッド・トゥールと組んで、あらゆる老若男女を規則性なく強姦、殺害、強盗、放火を続けたという。

ルーカスには広範囲におよぶ脳の損傷が発見された。子どもの頃の頭部のケガのために判断力の機能が損なわれており、鉛とカドミウムの中毒によって、嗅覚の欠落、強い体臭などの症状が見られた。

2001年
刑務所内で心臓発作で死亡。

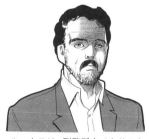

ルーカスは、刑務所内でキリスト教に目ざめて以来、自白を進んでするようになったというが、自白の真偽は定かではない。

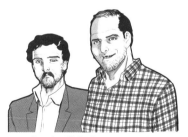

ルーカスと、殺人パートナーのオーティス・エルウッド・トゥール。ルーカスは、トマス・ハリスの小説の凶悪犯ハンニバル・レクターのモデルのひとりでもある。

同じマンションの住民が犯人

江東区マンション神隠し事件

テレビの前でコメントする加害者

2008年4月18日に東京都江東区の自宅マンションで、姉と二人暮らしの当時23歳の女性が、忽然と行方不明になった。室内には血痕だけが残され、女性の姿だけがなくなっていたため、帰宅した姉が警察に通報。監視カメラの記録に女性が外出した記録がないことから、現代の神隠し事件としてメディアがマンションに殺到した。

加熱するメディア報道の取材でテレビカメラに頻繁に登場していた2部屋隣の住民、星島貴徳（当時34歳）は、事件と無関係を装ってインタビューにも平気で答え、被害者の父親に労りの声をかけ、管理会社にクレームの電話をかけるなどしていた。その後マンション住民全員への事情聴取と指紋採取、家宅捜索を実施。1カ月後の再指紋採取の結果、被害者女性の部屋に残された指紋と星島の指紋が一致したため、5月25日に逮捕された。星島は、薬品を使って指紋が採取できにくい工作を行っていたのだ。

遺体の入った箱すら開けようとしてみせた

星島は、4月18日夜に若い女性を性奴隷にする目的で、女性の帰宅を待ち伏せして自宅へ侵入。頭部を殴打して、自分の部屋に拉致。その後、すぐさま警察の捜査が始まったことを知った星島は、女性の首を包丁で刺して殺害。遺体をバラバラに切断して、冷蔵庫や室内のダンボール箱などに隠した。翌日の家宅捜査では、自ら部屋のダンボール箱を開けて見せて自信満々にふるまい、遺体の一部が入ったダンボール箱すら「開けて見せましょうか？」と捜査に協力的な様子を見せて、遺体の発見を逃れた。

江東区マンション神隠し事件の犯行

【犯行の記録】

2008年
4月18日　女性の拉致・殺害
帰宅した女性の部屋に入り込み、頭部を殴打して自分の部屋に拉致。同日に包丁で首を刺して殺害。
翌日の任意の家宅捜索までに、女性の遺体をバラバラに切断し、冷蔵庫やダンボールに一部の遺体を隠し、水洗トイレから下水管に流すなどした。
バラバラにした遺体はすべて、5月1日までに、水洗トイレやゴミ捨て場に捨てるなどして処理したという。

5月25日　逮捕
住居侵入容疑で逮捕。
その後、死体損壊・遺棄の容疑、殺人容疑で再逮捕。

2009年
6月11日　判決
無期懲役判決が確定。

加害者のサイコパシー性

- 女性を性奴隷にしたいという安易な発想の犯行
- 事件後にメディアのインタビューに登場して平然と嘘をつく
- 警察の家宅捜査を前にしても、脅える様子もなく自信満々に振る舞う
- 骨片49個、すべて5センチ角程度に切り刻まれた肉片172個という、異常なほどの遺体切断
- 四肢切断女性への執着心
  （SNSのプロフィール欄への明示や同人本の製作）

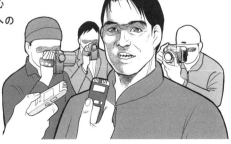

日本の未成年者による
殺人事件

「人を殺してみたかった」という動機

1997年に兵庫県神戸市で発生した「神戸連続児童殺傷事件」は、犯行当時14歳の中学生の少年Aが、2人の児童殺害と3人の児童負傷を起こしたものだった。被害者の切断した首に「酒鬼薔薇聖斗（さかきばらせいと）」名義の犯行声明文が挟まれていたことで、マスメディアがこぞって残虐さを報道した。

また2014年には、当時15歳の女子高生が自宅マンション寝室で、同級生の女子高生を殺害。マンションを訪問した警察が、寝室のベッドに切断された頭部と左手首を発見した。

どちらの犯人も共通していたのは、「人を殺してみたかった」という殺人の動機だった。

凶悪犯罪は低年齢化していない

ところで右の表は、日本で未成年者が犯人となった殺人事件の一覧表だ。2000年になってから殺人を目的とした快楽殺人が目立つように感じるが、よくメディアで報じられるように「凶悪犯罪事件が低年齢化している」訳ではない。『犯罪統計書』を見ると、10代後半から20代前半の殺人検挙者数は1980年以降大幅に減少しており、非常に低い数で横ばい状態となっている。また、他殺者数自体も2018年には年間272人であり、その数も年々減少傾向にある。統計的には10代後半〜20代の凶悪事件は減っており、事件数は少ないのにもかかわらず、未成年の10代半ばの未成年者の殺人事件が目立っているようだ。これは、「人を殺してみたかった」という理由で殺人を犯す未成年の動機が理解できないため、事件が強烈に人の記憶に刻まれてしまうためだろう。

サイコパスが疑われる未成年者による殺人事件

1988年 **女子高生コンクリート詰め殺害事件**
当時15〜18歳の少年4人による女子高生拉致・監禁、強姦・暴行

1992年 **千葉県市川市一家4人惨殺事件**
当時19歳の少年による、女子高生の両親、祖母、妹（4歳）の殺害

1997年 **神戸連続児童殺傷事件**
当時14歳の少年による2人の児童殺害、3人の児童負傷

1999年 **光市母子殺害事件**
当時18歳の少年による、母子強姦殺害

2000年 **西鉄バスジャック事件**
当時17歳の少年によるバス乗っ取り（人質22人）及び、
女性客1人殺害

2003年 **長崎男児誘拐殺人事件**
当時12歳の少年による、4歳男児の殺害

2004年 **佐世保小6殺害事件**
当時11歳の小6少女による、同級生殺害

2010年 **石巻3人殺傷事件**
当時18歳の少年による、元交際相手の少女の親族知人3人の殺傷

2014年 **佐世保女子校生殺害事件**
当時15歳の女子高生による同級生殺人

2014年 **名古屋大学女子学生殺人事件**
当時19歳の女子大生による、女性（77歳）殺害事件、高校時代には
硝酸タリウムによる同級生殺害未遂事件、放火事件がある

将来出会うかもしれないサイコパス

犯罪者予備軍の
サイコパスに注意

　本章で紹介したような、映画や小説よりも恐ろしい連続殺人を行う犯罪者サイコパスは非常に少ないが、サイコパスは、一般人口の1〜3%は存在すると言われている。日本社会におけるサイコパス比率は、欧米のサイコパス比率よりも割合が低く、欧米の1/10ほどだという説もある。実際に犯罪を犯すサイコパスに出会う確率は非常に低いが、身近な社会の中でサイコパスに出会う確率は高いといえるだろう。その中には、企業の中で詐欺や横領を行う犯罪者予備軍のサイコパスもいるかもしれない。また、犯罪にまでいたらなくても、金銭トラブルや人を利用するなどのストレスを与える可能性もある。ほとんどの人は、被害に遭ってから、相手がサイコパスだと知ることがほとんどだろう。犯罪者予備軍や自分に不利益なことを行うサイコパスから身を守るには、相手を近づけないこと、相手から逃げることが最良の予防だ。相手やまわりからどう思われるかと考えるのは、二の次でいい。「逃げるは恥だが、役に立つ」という諺は、ことサイコパスに関していえば、正論といえる。

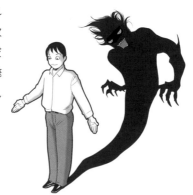

●参考文献

阿部修士、ジョシュア・D・グリーン、ケント・A・キール「ためらいなく嘘をつくサイコパスの脳―
　収監中の囚人を対象とした脳機能画像研究で実証―」(京都大学)
ピーター・ヴロンスキー『シリアルキラーズ』(青土社)
『MSDマニュアルプロフェッショナル版』 https://www.msdmanuals.com/ja-jp/
ジャック・オックマン『精神医学の歴史』(白水社)
ケント・A・キール、J・W・バックホルツ『特集：サイコパスの秘密　サイコパスの脳を覗く』
　(日経サイエンス 2013年2月号)
ウェンズレー・クラークソン『ベルサーチを殺った男』(ベストセラーズ)
世界保健機関『ICD-10 精神および行動の障害―臨床記述と診断ガイドライン(新訂版)』
　(医学書院)
トーマス・セドラチェク、オリヴァー・タンツァー『続・善と悪の経済学　資本主義の精神分析』
　(東洋経済)
ジョン・ダグラス、マーク・オルシェイカー『マインドハンター―FBI連続殺人プロファイリング班』
　(早川書房)
武田徹「佐世保殺害事件に見るマスメディア第二世代としての加害者」(朝日新聞社 論座)
ケヴィン・ダットン「「経営者には"サイコパス"が多い」不都合な真実」
　(PRESIDENT 2015年11月16日号)
ケヴィン・ダットン『サイコパス　秘められた能力』(NHK出版)
ケヴィン・ダットン、大野和基『サイコパス流「集中力のすごい高め方」』
　(プレジデント2017/3/20号)
中野信子『サイコパス』(文春新書)
西村多久磨、村上達也「子どものサイコパス特性と攻撃行動との関連」
　(Human Developmental Research. 2014.Vol.28, 161-164)
日本小児科学会『子ども虐待診療の手引き 第2版』
日本精神神経学会監修『DSM-5　精神疾患の診断・統計マニュアル』(医学書院)
日本心理臨床学会編『心理臨床学事典』(丸善出版)
波多野敏「モノマニーと刑事責任――一九世紀前半のフランスにおける刑法と医学(二・完)」(
　「京都学園法学」1944年 第2号)
原田隆之『サイコパスの真実』(ちくま新書)
平山夢明『異常快楽殺人』(KADOKAWA)
スティーブン・ピンカー『暴力の人類史』(青土社)
ジェームズ・ファロン『サイコパス・インサイド』(金剛出版)
スーザン・フォワード『毒になる親 一生苦しむ子供』(毎日新聞社)
福井裕輝「脳と責任能力：フィリップ・ピネルが語ること」(日本生物学的精神医学会誌21巻2号)
ジェームズ・ブレア、デレク・ミッチェル、カリナ・ブレア『サイコパス―冷淡な脳―』(星和書店)
ロバート・D・ヘア『診断名サイコパス』(早川書房)
ロバート・D・ヘア、ポール・バビアク『社内の「知的確信犯」を探し出せ』(ファーストプレス)
法務総合研究所『法務総合研究所 研究部報告50 無差別殺傷事犯に関する研究』(法務省)
ロナルド・M・ホームズ、スティーヴン・T・ホームズ『殺人プロファイリング入門』(日本評論社)
アビゲイル・マーシュ『恐怖を知らない人たち』(角川書店)
松井清人『異端者たちが時代をつくる』(プレジデント社)
ゆうメンタルクリニック秋葉原院「SNSで「毒舌アカウント」が生まれる理由～マンガで分かる心
　療内科in秋葉原」https://yakb.net/man/792.html
エイドリアン・レイン『暴力の解剖学：神経犯罪学への招待』(紀伊國屋書店)

●監修者紹介

ゆうきゆう

精神科医・作家・マンガ原作者
東京大学医学部卒業。
ゆうメンタルクリニック・ゆうスキンクリニック グループ総院長。
Twitterのフォロワー数は30万人を超える。
ゆうメンタルクリニックHP https://yucl.net
ゆうスキンクリニックHP https://yubt.net
ゆうきゆうHP https://sinri.net
Twitter https://twitter.com/sinrinet

●著書 監修
『マンガで分かる心療内科』『相手の心を絶対に離さない心理術』

●監修
『「死ぬくらいなら会社辞めれば」ができない理由(ワケ)』

編集制作/edit24、(有) フロッシュ
カバーデザイン/cycledesigh
本文デザイン/cycledesigh
カバー・本文イラスト/TAKAO
校閲/山口芳正

イラスト図解
サイコパス

2020年3月20日　初版第1刷発行

監修者　ゆうきゆう
発行者　廣瀬和二
発行所　株式会社日東書院本社
　　　　〒160-0022　東京都新宿区新宿2丁目15番14号　辰巳ビル
　　　　TEL：03-5360-7522(代表)
　　　　FAX：03-5360-8951(販売部)
　　　　URL:http://www.TG-NET.co.jp
印刷所/三共グラフィック株式会社　製本所/株式会社セイコーバインダリー